Dr. Annette Jasper

Verzahnt

Bibliografische Information der Deutschen Nationalbibliothek
Die Deutsche Nationalbibliothek verzeichnet diese Publikation in der Deutschen Nationalbibliografie. Detaillierte bibliografische Daten sind im Internet über http://dnb.d-nb.de abrufbar.

Für Fragen und Anregungen
info@rivaverlag.de

Wichtiger Hinweis
Dieses Buch ist für Lernzwecke gedacht. Es stellt keinen Ersatz für eine individuelle medizinische Beratung dar und sollte auch nicht als solcher benutzt werden. Wenn Sie medizinischen Rat einholen wollen, konsultieren Sie bitte einen qualifizierten Arzt. Der Verlag und die Autorin haften für keine nachteiligen Auswirkungen, die in einem direkten oder indirekten Zusammenhang mit den Informationen stehen, die in diesem Buch enthalten sind.

Originalausgabe
1. Auflage 2019

Nymphenburger Straße 86
D-80636 München
Tel.: 089 651285-0
Fax: 089 652096

Redaktion: Melanie Schölzke
Umschlaggestaltung: Pamela Machleidt
Umschlagabbildungen: iStock/berya113, iStock/lushik
Illustrationen Innenteil: S. 10, 52, 94, 164 iStock/berya113, S. 13, 33 iStock/kowalska-art, S. 25 shutterstock/Double Brain, S. 42, 43, 45, 56, 111 Annette Jasper, S. 96, 117 shutterstock/Sebastian Kaulitzki
Satz: Carsten Klein, Torgau
Druck: CPI books GmbH, Leck
Printed in Germany

ISBN Print 978-3-7423-0711-8
ISBN E-Book (PDF) 978-3-7453-0303-2
ISBN E-Book (EPUB, Mobi) 978-3-7453-0304-9

Dr. Annette Jasper

Verzahnt

Warum Zähne Bandscheibenvorfälle, Herzprobleme und andere Beschwerden verursachen können

riva

Inhalt

Für meine Patienten,
von denen ich jeden Tag lernen darf
und die mir so viel Kraft und Energie geben.

Vorwort

Warum es dieses Buch gibt

Schön, dass Sie dieses Buch aufgeschlagen haben. Mein Name ist Annette Jasper, Dr. med. dent. Annette Jasper. Ich bin Zahnärztin. Seit mehr als 25 Jahren beschäftige ich mich mit Zähnen und mehr noch: Ich beschäftige mich mit den Auswirkungen, die Zähne auf den gesamten Körper haben.

Dies ist eine sehr spannende Tätigkeit. Zu mir kommen – natürlich – Patienten mit Zahnschmerzen, aber viel häufiger kommen Patienten, die Kopfschmerzen oder Tinnitus haben, die unter unerklärlichen Beschwerden leiden und die ihren Beruf oder ihren Sport nicht mehr ausüben können. Wie ein Detektiv sammle ich dann Beweise und Puzzlestücke, untersuche sie, finde heraus und heile – sehr häufig, zum Glück.

Diese Menschen kommen zu mir als Zahnärztin, weil sie auf die Spur gekommen sind, dass von ihren Zähnen viele Erkrankungen ausgehen können. Sehr oft werden sie von ihrem Arzt zu mir überwiesen, manche kommen aber auch von allein. Häufig ist die Ursache des Schmerzes dann tatsächlich nicht an der Stelle zu finden, an der es weh tut. Klar – an den Zähnen hängt ein ganzer Mensch und der ist nun einmal ein komplexes Wesen. Manchmal kann ich lange Leidensgeschichten auf kurzem Weg zu einem glücklichen Ende führen, nur ein Beispiel ist die Geschichte von Herrn Ludger und seiner schmerzenden Schulter.

Aufgrund der Schmerzen in seiner Schulter und seinem Arm konnte Herr Ludger nicht mehr mit seinen Freunden Tennis spielen. Er war schon ganz frustriert – doch nicht nur er, auch seine Frau war betroffen, denn er wurde immer ungenießbarer. Bekannte gaben ihm den Tipp zum Internisten zu gehen, und das tat Herr Ludger. Der Arzt stellte eine Auffälligkeit im Darm fest. Über neun Monate wurde eine Darmsanierung durchgeführt, anschließend unterzog sich Herr Ludger einer Akupunktur. Nichts schien zu helfen.

Bei einer Routineuntersuchung bei mir kam das Gespräch eher zufällig auf den Leidensweg von Herrn Ludger. Sofort führten wir eine 3-D-Röntgenaufnahme durch. Tatsächlich hatte Herr Ludger einen sehr großen Entzündungsherd an einem unteren Backenzahn. Es war die Seite, auf der seine Schulter schmerzte. Leider konnte der Zahn nicht mehr erhalten werden. Er wurde entfernt und mit dem Verschwinden des Zahnes und dem Abheilungsprozess heilte auch die Schulter. Die Beschwerden verschwanden spurlos.

Mit diesem Buch möchte ich Zusammenhänge zwischen den Zähnen und dem Körper veranschaulichen und Sie, liebe Leserin und lieber Leser, für diese sensibilisieren. Das Buch richtet sich dabei an »normale« Menschen, wobei ich hiermit Menschen meine, die nicht Medizin studiert haben. Aus diesem Grund versuche ich möglichst wenig medizinische Fachbegriffe zu verwenden, dafür aber viele Tipps zu geben, wie Sie Ihre Zahn- und damit Ihre gesamte Gesundheit erhalten und verbessern können.

Unsere Gesundheit beginnt in unserem Kopf.

Einen Anspruch auf Vollständigkeit erhebt dieses Buch natürlich nicht und es ersetzt auch nicht den Arztbesuch.

Ich wünsche Ihnen nun eine gute Zeit beim Lesen und dass Sie vieles mitnehmen können, Ihren Körper besser kennenlernen und aufmerksamer auf seine leisen Signale achten. Achtsamkeit ist ein elementarer Baustein unserer Gesundheit.

Ihre Dr. Annette Jasper

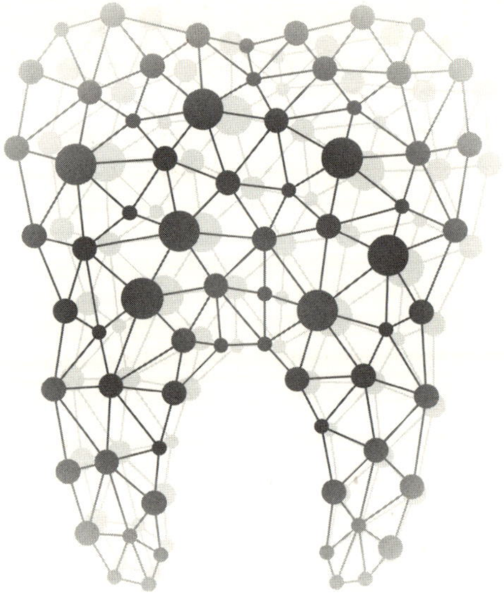

1

DER LEBENSWEG DER ZÄHNE

Die meisten Menschen träumen davon, ihre Zähne ihr ganzes Leben lang zu erhalten. Warum gelingt das nur so wenigen? Obwohl wir wissen, wie wir uns zu ernähren haben, und wir unsere Zähne täglich mindestens zweimal reinigen, schaffen wir es nicht, alle Zähne regelmäßig und vollständig von Belägen zu befreien. Warum nur?

Die Zähne und wir – (k)ein Verhältnis auf immer und ewig

Tatsächlich ist es so, dass die Zahnbürste nicht ausreicht, um die Zähne ausreichend und vollständig zu reinigen. Das mag für viele überraschend klingen oder vielleicht sogar schockierend. Es entspricht jedoch der Wahrheit. Und ebenso entspricht es der Wahrheit, dass es nicht ausreicht, zweimal im Jahr zur professionellen Zahnreinigung zu gehen. Auch hier gilt: Wenn die Zähne nicht vollständig und regelmäßig gereinigt werden, wird professionelle Zahnreinigung Ihre Zähne nicht erhalten. Regelmäßig bedeutet: einmal innerhalb von 24 Stunden! Und hier hellt sich der Himmel wieder auf, denn das klingt nun ja durchaus machbar. Wie genau Zahnpflege umzusetzen ist, erkläre ich ab Seite 44. Ich möchte Ihnen meine Empfehlungen zur Zahnpflege besonders ans Herz legen, denn wenn wir für unsere Zahngesundheit Verantwortung übernehmen, übernehmen wir auch Verantwortung für unsere gesamte Gesundheit. Mit jedem geschädigten Zahn entstehen Wirkungen auf andere Körperbereiche.

Indem wir Verantwortung für unsere Zahngesundheit übernehmen, übernehmen wir auch Verantwortung für die gesamte Gesundheit!

Die Verbindung der Zähne zu den einzelnen Organen

Jeder Zahn in unserer Mundhöhle erfüllt einzeln und in der Kombination mit den anderen Zähnen besondere Aufgaben. So machen die unterschiedlichen Formen der Zähne Sinn. Lippen, Zunge, Zähne, Kaumuskeln und Schleimhäute sind ein perfekt aufeinander abgestimmter Apparat zum Abbeißen, Zerkleinern, Schmecken und Schlucken der Nahrung. Immerhin wird im Mund die Nahrung für die Verdauung vorbereitet.

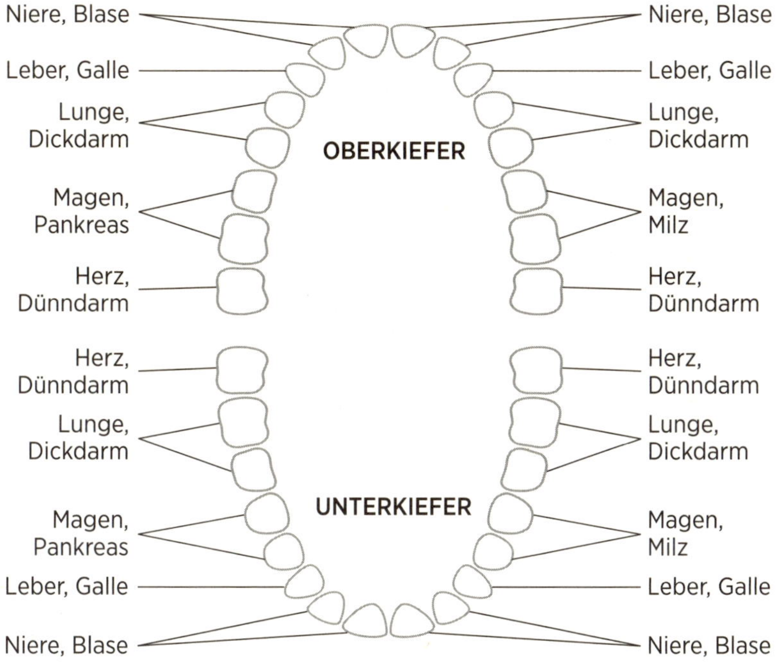

Die Bezugszonen der Zähne

Die Aufgabe eines Zahnes ist jedoch eine weitaus größere: Jeder Zahn steht in Verbindung mit einem oder mehreren Organen. Somit wird klar, dass ein kranker oder gar fehlender Zahn einen Verlust für den Organismus darstellt und nach Möglichkeit ersetzt werden sollte. Nur leider geht das gar nicht so einfach.

Die Crux mit dem Zahnersatz

Rein technisch und zahnmedizinisch kann ein fehlender Zahn fast immer ersetzt werden. Jedoch: Ob Brücke, Implantat oder Prothese – kein Ersatz kann den verloren gegangenen Zahn wieder in das System einbinden. Kein Zahnersatz kann eine Nerven- oder Gefäßanbindung erhalten. Selbst das Implantat, das in den Knochen gesetzt wird, wird eben in den Knochen gesetzt. Der menschliche Zahn jedoch ist nicht direkt mit dem Knochen verbunden, sondern bindegewebig im Knochenfach verankert. Dies bedeutet einen sehr großen Unterschied bezogen auf das Fühlen, die Beweglichkeit und Regenerationsfähigkeit. Implantate können nie leisten, was der originale Zahn geleistet hat. Das Tastempfinden ist bei jedem Zahnersatz herabgesetzt, am meisten bei einer Prothese.

Natürlich können bei schadhaften Zähnen auch problematische Wechselwirkungen mit den zugeordneten Organen und Körperbereichen entstehen.

Warum jeder geschädigte oder verlorene Zahn einen solchen Verlust darstellt, lässt sich aber erst richtig verstehen, wenn wir die Entwicklung unserer Zähne nachvollziehen können. Zumal viele erste Schäden auch bereits in jungem Alter entstehen.

Die Entwicklung der Zähne

Die Mundhöhle spielt für uns Menschen von Anfang an eine große Rolle. Sie ist ein sinnlicher Ort. Ein Kleinkind erforscht die Welt im wahrsten Sinne des Wortes mit seinem Mund, indem es alles in den Mund nimmt.

Wann und wie die Zähne entstehen

Die Mundhöhle spielt bereits vor der Geburt eine wichtige Rolle. So beginnt die Gesichtsentwicklung bereits um den 30. Tag nach der Befruchtung, die Zahnentwicklung ab dem 44. Tag nach der Befruchtung. Es entwickeln sich der Ober- und der Unterkiefer und 20 Knospen, die Milchzähne. Darunter entstehen weitere rundliche Knospen. Das sind die bleibenden Zähne. Wenn die meisten Frauen von ihrer Schwangerschaft erfahren und das erste Ultraschallbild von ihrem Baby gemacht wird, hat der Fötus schon die Anlagen zu einem Gebiss. Ist das nicht unglaublich?

Unsere Mundhöhle ist ein Ort der emotionalen Wahrnehmung.

Info MUNDRAUM UND ENTWICKLUNG DES FÖTUS

Ab der achten Woche beginnt sich beim Fötus bereits der Tastsinn zu entwickeln. Die erste taktile Wahrnehmung hat er dabei mit dem Mund – nämlich den Lippen. Für die Entwicklung des Gehirns ist die Taktilität sehr wichtig. Durch Berührung der Zunge an den Gaumen entsteht ein Reiz für dessen Wachstum. Dieser Zusammenhang zwischen der oralen Wahrnehmung und der neuronalen Entwicklung ist sehr bedeutend.
Ab der zwölften Woche schluckt der Fötus Wasser – das Fruchtwasser aus der Fruchtblase. Dabei ist die Zusammensetzung des Fruchtwassers abhängig von dem, was die Mutter zu sich nimmt. So kann bereits in dieser frühen Phase eine Prägung für zum Beispiel Süßes oder Saures entstehen.
Der Mundraum ist von Beginn an ein sehr sinnlicher Ort. Er ist der Eingang zu unserem Körper und unserer Seele.

Orale Reize sichern das Überleben des Fötus. Und sie sichern das Überleben des Menschen, wenn er auf der Welt ist. Im Gesichtsbereich haben Menschen tatsächlich die wichtigsten Reflexe. Zum Beispiel bringen der Schluck- und Klammerreflex das Neugeborene an die Brust der Mutter. Wenn ein Kind auf die Welt kommt, kann es überdies noch nicht sehen. Und so erfährt es alles erst einmal mit dem Mund – mit diesem wird geschmeckt und gefühlt.

Orale Reize bleiben das gesamte Leben bedeutsam.

Genauso wie beim Säugling nehmen auch später sinnliche Beißerfahrungen eine sehr wichtige Rolle ein für unsere Lebensqualität.

Der Zahn und seine Verbindung zum Körper

Vielleicht stellen Sie sich die Frage: »Wie kann es sein, dass ein Zahn eine Verbindung zum Körper hat? Ein Zahn ist doch fest und hart und besteht aus toter Substanz.« Tatsächlich ist das eben nicht der Fall!

In dieser festen, harten Zahnsubstanz befindet sich eine ganz weiche Struktur, die direkt mit dem Körper verbunden ist. Deswegen kann ein Zahn eine Reaktion in einem Organ hervorrufen. Um zu verstehen, warum genau das möglich ist, müssen wir noch einmal die frühe Entwicklungsphase des Menschen ansehen.

Der gesamte Mensch mit all seinen unterschiedlichen und spezialisierten Zellen entsteht nämlich aus einer kleinen Zellansammlung. Es handelt sich um unspezifische Zellen. Aus dieser Ansammlung von Zellen entstehen im Laufe der Zeit kleine Zellgruppen, die spezialisierte Aufgaben übernehmen.

Eine Zellgruppe ist besonders faszinierend, weil sich diese Zellen später überall im Körper befinden. Es handelt sich um das Bindegewebe – das Bindegewebe ist wie ein großer Fluss, der durch den Körper fließt.

Das Bindegewebe als wichtigster Fluss unseres Lebens

Blut- und Lymphgefäße enden in dem Fluss des Bindegewebes. Nährstoffe, die das Blut befördert, werden dort abgegeben und die Abfallprodukte, die Schlacken, werden vom Lymphsystem abgeholt. In diesem Fluss sind auch alle Organe eingelagert.

Körperzellen entnehmen aus dem Fluss des Bindegewebes ihre Nahrung. Sie sondern aber auch ihre Abfallstoffe, die Stoffwechselprodukte, in diesen Fluss ab. Es ist ein ständiges Kommen und Gehen, ein Geben und Nehmen.

Man kann sich das wie im Schlaraffenland vorstellen: Ein Organ braucht gedanklich gesehen nur die Hand auszustrecken und zuzugreifen, wenn es Nährstoffe benötigt. Es muss nur eine wichtige Sache tun: aktiv werden. Und damit eine Zelle, ein Organ, aktiv werden kann, braucht es den Befehl vom Gehirn.

Dieser Befehl vom Gehirn zur Zelle läuft als Reiz durch das Bindegewebe. Das ist so ähnlich wie bei unserer Lichtleitung. Wir drücken auf den Lichtschalter und die Glühbirne geht an. Dabei befindet sich die Glühbirne nicht am Lichtschalter, sondern an einer ganz anderen Stelle.

Die Reizweitergabe im Bindegewebe

Dass Reize so schnell durch den Körper gehen, ist möglich, da dies ähnlich wie bei einer Elektroleitung geschieht. Die Informationsweitergabe erfolgt durch Verschiebung der elektrischen Ladung dieser Teilchen.

Weil Informationen in unserem Körper durch Verschiebung elektrischer Ladung weitergegeben werden, hat es eine tiefe Bedeutung, dass unser Körper zum Großteil aus Wasser besteht. Deswegen ist es wichtig, dass Menschen genügend Wasser zu sich nehmen, damit die Informationsweiterleitung in ihren Körpern gut funktioniert.

Weil es sich bei der Informationsweiterleitung um eine Ladungsverschiebung handelt, reagiert die Grundsubstanz – das Bindegewebe – im ganzen Körper auf eine Veränderung der Ladung. Und da sich die Grundsubstanz auch im Zahn befindet, genauer gesagt im Zahnbein (Dentin) und im Zahnmark (Pulpa), bedeutet dies: Die Behandlung eines Zahnes – jedweder Art – hat einen Einfluss auf die Grundsubstanz.

Wenn die Reizwiedergabe zum Problem wird

Was macht ein Zahnarzt, wenn er einen Zahn repariert? Richtig, er bohrt in den Zahn. Und er gibt ein Füllungsmaterial in den Zahn hinein. Wird nun in einen Wurzelkanal oder einen Zahn ein Füllungsmaterial eingebracht, so ist dies bereits ein Eingriff in die Grundsubstanz. Ist dieses Füllungsmaterial toxisch, also giftig, kann sich jeder gut vorstellen, dass dies alles andere als eine gute Wirkung auf den Körper hat.

Wenn um den Zahn oder um die Wurzel herum zudem eine Entzündung vorliegt und damit eine Bakterienansammlung vorhanden ist, wirken die Bakterien und deren Stoffwechselprodukte ständig und andauernd auf die Grundsubstanz und somit auf den Organismus. Zu viele oder ständige Reize bedeuten jedoch eine Reizüberflutung und eine solche ist auf keinen Fall gut. Denn eine Reizüberflutung macht das Gewebe im wahrsten Sinn des Wortes sauer – manchmal auch zu sauer.

Ein saures Gewebe

Wie kann man es sich nun vorstellen, dass das Gewebe sauer wird? Ursprünglich hat die Grundsubstanz eine negative Ladung. Bei einer Ladungsverschiebung wird diese umgepolt und wird positiv. Positiv bedeutet aber auch: sauer.

Um gesund zu bleiben oder wieder zu werden, sollten wir es demnach schaffen, unsere Grundsubstanz wieder basisch zu bekommen. Na, klingelt da etwas bei Ihnen?

Möglicherweise haben Sie schon von basischer Ernährung gehört oder richten sich sogar danach. Wenn Sie jetzt neugierig geworden sind, was es in Sachen basischer Ernährung zu beachten gilt, so kann ich perspektivisch in Aussicht stellen: Ab Seite 79 gibt es nähere Informationen dazu.

Hier geht es im Folgenden um den Aufbau des Zahnes. Denn damit Schadstoffe nicht so einfach in den Zahn und von dort aus in die Grundsubstanz gelangen können, hat die Natur ein Schutzschild aufgebaut.

Der Aufbau des Zahnes

Der Zahn ist aus mehreren Schichten aufgebaut. Die äußerste Schicht des Zahnes – der Zahnschmelz – ist die härteste Substanz unseres Körpers. Das ist das feste Schutzschild, das die Natur erschaffen hat, um uns vor Giften, die in den Zahn hineinkommen könnten, zu schützen. Ein Zahn besteht aus drei Strukturen:

1. Der Zahnschmelz ist die äußerste Schicht des Zahnes. Beim Schmelz handelt es sich um eine anorganische kristalline Struktur. Diese Struktur lebt tatsächlich nicht. Wenn ein Zahnarzt am Schmelz kratzt, merken wir das nicht. Ein Loch im Schmelz wird auch nicht bemerkt. Der Schmelz hat keine Nerven, kein Gespür und kein Gefühl.
2. Die darunter liegende Substanz ist das Zahnbein – in der Fachsprache Dentin genannt. Diese Struktur enthält anorganische und organische Strukturen. Das Dentin ist von kleinen Kanälchen durchzogen. Das sind die Dentinkanälchen. In ihnen befinden sich Ausläufer der Nerven und Gewebsflüssigkeit. Diese Struktur hat demnach schon Verbindung zur Grundsubstanz unseres Körpers und somit zum Gesamtkörper.
3. Die innerste Substanz des Zahnes ist das Zahnmark, die Pulpa. Es handelt sich hierbei um einen Hohlraum, in dem sich Blutgefäße, Lymphgefäße und der Zahnnerv befinden. Die Zellen sind im Bindegewebe eingelagert. Da haben wir sie, die Grundsubstanz unseres Körpers. Sie befindet sich mitten im Zahn. Das Zahnmark besteht demnach nur aus organischer Masse. Durch dieses Zahnmark ist jeder Zahn mit dem Gesamtorganismus in Verbindung.

Info **BEISPIELE FÜR DAS SCHMERZEMPFINDEN DES DENTINS**

Ein Defekt, ein Loch, das bis in das Dentin reicht, tut weh. Es tut auch weh, wenn der Zahnarzt auf das Dentin pustet. Er drückt dann die Gewebsflüssigkeit in den Kanälchen zusammen und reizt die Nerven.
Bei empfindlichen Zahnhälsen liegen solche Kanälchen frei. Das Positive ist: Diese Kanälchen sind so fein, dass sie auch gerne verkalken. Dies ist wünschenswert, denn ein empfindlicher Zahnhals ist häufig sehr unangenehm. Zahnpasten für empfindliche Zähne enthalten daher spezielle Mineralien, die besonders gut in diese feinen Kanälchen eingebaut werden können und diese verkalken, womit dann für Schmerzfreiheit gesorgt ist.

Zahnschmelz – das perfekte Schutzschild der Natur

Die Natur hat den Schutzschild um das Innerste des Zahnes sehr raffiniert und stabil aufgebaut. Sie will uns bestmöglich schützen. Daher ist der Schmelz nicht nur hart (Härte allein ist nämlich auch spröde), sondern auch elastisch. Zähne zerbrechen nur unter extremen Bedingungen und hohen Kräften. Doch selbst dann zerbrechen sie nicht einfach, sondern bilden zunächst Sprünge und Risse – ähnlich wie wir das von der Windschutzscheibe unseres Autos her kennen.

Der Zahnschmelz ist eine geheimnisvolle Substanz, besser als jede Keramik. Im Schmelz verlaufen die Kristalle in Bündeln und verzahnt untereinander in unterschiedliche Richtungen. Die einzelnen Kristalle sind umschlossen von einer hauchdünnen Schicht aus Eiweiß. Dadurch entsteht eine sehr hohe Härte und gleichzeitig Stabilität und sogar Elastizität. Die Natur hat sich also sehr viel einfallen lassen, um das Innere des Zahnes und somit unser Körperinneres zu schützen. Wir sollten dafür sorgen, dass diese perfekte Schutzbarriere möglichst lange erhalten bleibt. Einen besseren Schutz gibt es einfach nicht.

Wenn Sie als Eltern Verantwortung für ein Baby tragen, sorgen Sie hier überdies noch für die Zahngesundheit eines anderen Menschen vor. Denn die Weichen werden früh gestellt.

Die Zahngesundheit früh fördern

Die oralen Reize sind im Mutterleib bereits ausgereift. Der Fötus schluckt Fruchtwasser und lutscht am Daumen. Auf der Welt angekommen, wird das Neugeborene sogleich an die mütterliche Brust gelegt. Der Saugreflex sichert das Überleben des Säuglings. Auch nach der Geburt sind die neuronalen Reize für die Hirnplastizität von großer Bedeutung. So steuert die Berührung des Gaumens dessen Wachstum. Das Saugen an der Mutterbrust fördert die Entwicklung der Kiefer und der Kaumuskulatur.

Säuglinge und Kleinkinder erleben und erfahren die Welt mit ihrem Mund. Diese orale Phase hält bei Menschen verglichen mit anderen Säugetieren sehr lange an. Wir Menschen bedürfen einer sehr langen »Brutpflege«. Genau genommen durchziehen orale Reize unser gesamtes Leben.

Die Ernährung eines Säuglings

Aber zurück zum Säugling an der Mutterbrust: Das Stillen ist für den Säugling sehr wichtig und aus zahnmedizinischer Sicht das Beste, was eine Mutter tun kann. Der Säugling muss sich richtig anstrengen, um genügend Milch aus der Brust zu erhalten. Dadurch gibt es für alle Strukturen im Mundraum die Impulse zum Wachsen. Auch die Koordination der oralen Muskeln wird geübt. Natürlich beruhigt das Saugen und sorgt für ein ausgeglichenes Kind. Nicht zuletzt fördert das Stillen die Gehirnentwicklung und die Leistungsfähigkeit. Und zu all dem kommt hinzu, dass die Muttermilch ernährungsphysiologisch einfach perfekt zusammengesetzt ist.

Info

WAS IST BESSER: DIE MUTTERBRUST ODER DIE FLASCHE?

Die Frage, ob Mutterbrust oder Flasche besser sind, hat eine ganz eindeutige Antwort: Die Mutterbrust ist besser als die Flasche. Wenn es möglich ist, so ist das Stillen mindestens bis zum sechsten Lebensmonat der Flaschennahrung vorzuziehen. In manchen Fällen kann die Mutter das Kind allerdings nicht so lange stillen oder manchmal auch gar nicht. Beruhigend ist aber immerhin, dass die Flaschennahrung und auch die Sauger für die Flaschen inzwischen sehr gute Qualitäten haben.
Vorteile des Stillens sind:

- Das Kind erfährt die beste emotionale Bindung überhaupt. Selbstwert und Selbstbewusstsein werden gefördert, das Kind ist stressresistenter und ausgeglichener.
- Das Kind bekommt die optimale Nahrung und diese auch immer gleich in der richtigen Temperatur. Voraussetzung ist allerdings, dass sich die Mutter ausgewogen ernährt. Dennoch: Selbst wenn dies bei der Mutter nicht der Fall ist, so hat es die Natur automatisch so eingerichtet, dass der Säugling zumindest ausreichend mit Nährstoffen versorgt wird – zur Not auf Kosten des Mutterkörpers.
- Das Immunsystem des Kindes ist ausgereifter und stabiler.
- Beim Stillen muss sich das Kind die Nahrung erarbeiten. Auf diese Weise werden das Kieferwachstum und die Muskelkraft gefördert. Im Ergebnis sind die Kiefer- und Kaumuskeln besser ausgebildet. Auch für die Lippen-, Zungen- und Wangenmuskulatur gilt dies.

Zahnbehandlung während der Schwangerschaft

»Jedes Kind kostet einen Zahn.« Dieses alte Sprichwort hält sich hartnäckig. Es enthält einerseits eine wahre Komponente, andererseits aber auch nicht. Der Hintergrund ist folgender: Während der Schwangerschaft ist die werdende Mutter anfälliger für Zahnfleischentzündungen und Karies. Aufgrund der Hormonumstellung ist das Bindegewebe aufgelockert und durchlässiger als sonst. Dies gilt natürlich auch für das Bindegewebe im Zahnfleisch. Dadurch können Bakterien leichter eindringen und Schaden verursachen. Wenn die werdende Mutter jedoch ihre Zähne gründlich reinigt und darauf achtet, dass sich gar keine Beläge und Bakterien festsetzen können, wird sie auch ohne Zahnschaden durch ihre Schwangerschaft kommen.

Während ihrer Schwangerschaft sollte eine Frau mindestens zweimal ihren Zahnarzt aufsuchen. Grundsätzlich wird der Zahnarzt es vermeiden, eine Schwangere zu behandeln. Das bedeutet: Behandlungen, die geschoben werden können, werden auch geschoben. Nur die unbedingt notwendigen Behandlungen werden durchgeführt. Warum dies so gehandhabt wird? Jede Zahnbehandlung bedeutet Stress für die werdende Mutter. Man weiß nie, wo sich eine Schwangere vom Stresspegel her bereits befindet. Deswegen wird, wenn es möglich ist, jede weitere Aufregung umgangen. Weitere wichtige Punkte sind: Röntgenaufnahmen während der Schwangerschaft sollten nach Möglichkeit vermieden werden, zudem können auch viele Medikamente und Füllungsmaterialien negative Auswirkungen auf den Organismus des Ungeborenen haben. Beim Herausbohren alter Amalgamfüllungen zum Beispiel wird Quecksilberdampf frei.

Info **SCHWANGERSCHAFTSGINGIVITIS**

Die leichte Zahnfleischentzündung mit Blutung in der Schwangerschaft wird Schwangerschaftsgingivitis genannt. Es handelt sich dabei um eine oberflächliche Zahnfleischentzündung, die nach wenigen Tagen wieder verschwindet, sobald die Bakterien entfernt werden. Damit aus einer oberflächlichen Zahnfleischentzündung keine ernste Parodontitis wird, empfehlen Zahnärzte werdenden Müttern während der Schwangerschaft zweimal zur professionellen Zahnreinigung zu gehen. Eine besonders »zahngesunde« Ernährung während der Schwangerschaft ist nicht nötig. Es genügt eine ausgewogene und vollwertige Ernährung, um Mutter und Kind ausreichend zu versorgen.

Wenn das Milchgebiss kommt

Das Milchgebiss hat seinen Namen daher, dass das Kind sich nur beziehungsweise hauptsächlich von Milch ernährt, wenn die ersten Milchzähne durchbrechen. Das ist im zarten Alter von rund sechs Monaten der Fall, mit etwa zwei Jahren ist das Milchgebiss (bestehend aus 20 Zähnen) dann meist komplett.

Eine Besonderheit des Milchgebisses besteht darin, dass die Milchzähne anfälliger sind als die späteren bleibenden Zähne. Der Zahnschmelz ist dünner und nicht so widerstandsfähig. Aus diesem Grund breitet sich die Karies viel schneller aus. Zudem entstehen in Milchzähnen relativ schnell so große Löcher, dass auch die Zahnnerven betroffen sind. Aus diesem Grund sollten Kinder mit Milchzähnen mindestens zweimal im Jahr zur zahnärztlichen Vorsorgeuntersuchung gehen.

Die Milchzähne erfüllen eine ausgesprochen wichtige Platzhalterfunktion.

Auch wenn die Milchzähne irgendwann herausfallen und durch die bleibenden Zähne ersetzt werden, ist es wichtig, diese gut zu pflegen. Denn die Milchzähne sollten so lange vorhanden sein, bis die bleibenden Zähne fertig entwickelt sind und durchbrechen können. Gehen sie vorzeitig verloren, bedeutet das meist eine Entwicklungsstörung und langjährige kieferorthopädische Behandlung.

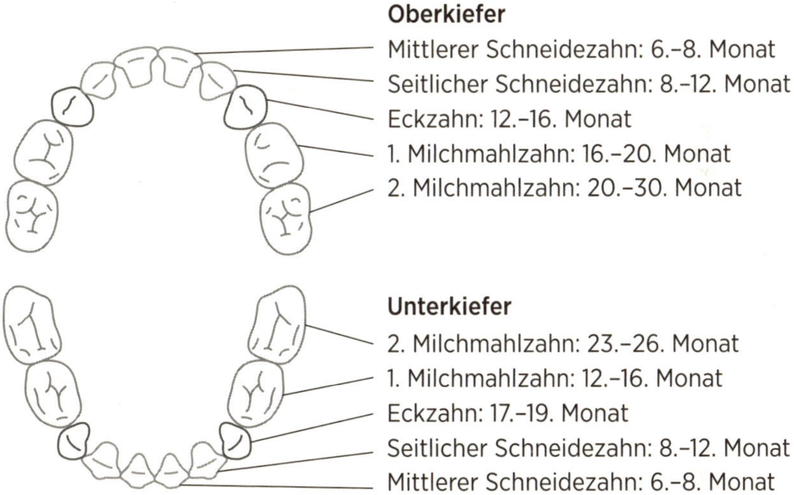

Zuerst brechen die Schneidezähne durch, nach den ersten Backenzähnen kommen die Eckzähne, abschließend die hinteren Backenzähne.

Info

TIPPS GEGEN ZAHNUNGSBESCHWERDEN

Wie stark Kinder unter dem Zahndurchbruch leiden, ist sehr unterschiedlich. Oft können die Erwachsenen nicht viel helfen und glauben machtlos zu sein und leiden mit. Wobei: Ein tröstendes Wort und viel Liebe helfen bereits. Weiterhin kann Folgendes es den Kindern leichter machen:

1. Kalter Waschlappen, an dem gesaugt werden kann
2. Gummiring mit Noppen
3. Schmerzlindernde und entzündungshemmende Gels wie Dynexan, Dentinox oder das Zungen- und Zahnfleischgel von Muskanadent (natürlich, biologisch) können mit einem Wattestäbchen aufgetragen werden.
4. Arnikakügelchen D12
5. Boraxkügelchen D6
6. Zincumkügelchen D6

Die Rolle des Schnullers

Wenn alle Milchzähne vorhanden sind, hat der Schnuller ausgedient. Dies ist in der Regel um das zweite Lebensjahr der Fall. Spätestens mit drei Jahren sollte das Kind weder einen Schnuller benutzen noch am Daumen lutschen. Zähne sind leicht beweglich. Der Druck eines Daumens oder Schnullers drückt die oberen Schneidezähne leicht nach vorn. Dadurch entsteht ein sogenannter offener Biss. Damit kommen beim Zusammenbeißen die oberen und die unteren Schneidezähne nicht zusammen. Das Kind kann also mit seinen Schneidezähnen kein Salatblatt abbeißen.

Was passiert, wenn Schnuller oder Daumen noch mit vier oder fünf Jahren verwendet werden? In dem Fall ist bereits ein offener Biss entstanden. Dieser muss in der Regel kieferorthopädisch mit einer Zahnspange geschlossen werden. In einigen Fällen schließt

Info

TIPPS ZUR SCHNULLERENTWÖHNUNG

1. Die Zahnfee sammelt mit dem dritten Geburtstag alle Schnuller ein und hinterlässt ein Geschenk.
2. Der Abschied vom Schnuller wird mit einem Urlaub verbunden, etwa indem der Schnuller »vergessen« wird oder indem das Kind diesen beim Besteigen des Flugzeuges abgeben muss. Selbstverständlich sollten Eltern darauf achten, dass keine weiteren Schnuller im Haus liegen, wenn sie wieder daheim sind.

Ganz gleich, welche Methode gewählt wird, die Eltern brauchen zwei, drei Nächte gute Nerven, bis der Schnuller dem Kind nicht mehr fehlt. Im Urlaub in einer fremden Umgebung tun sich viele dabei leichter.

er sich jedoch von allein, gesetzt den Fall, dass von da ab der Schnuller konsequent weggelassen wird.

Wann hat Zahnpflege zu beginnen?

Sobald die ersten Zähnchen bei einem Kind da sind, sollten diese auch gesäubert werden – aber nicht mit einer Bürste, sondern mit einem Läppchen. Sehr gut geeignet sind hier die sogenannten Fingerlinge, die es speziell für die Zahnpflege von Babys gibt. Solange der Säugling gestillt wird, ist eine Kariesbildung ausgeschlossen. Später kommt es sehr auf die Ernährung an, welchen Weg die kleinen Zähnchen einschlagen. Produkte, die Fluoride enthalten, sollten wegen ihrer Toxizität auf gar keinen Fall verwendet werden (siehe Seite 174).

Sobald die Backenzähne da sind oder mehrere Zähne nebeneinander stehen, wird eine weiche Zahnbürste mit einem kleinen Kopf angeschafft. Nun gilt es, die kleinen Zähne möglichst ohne Druck und Stress täglich zu reinigen. Eltern können ihrer Fantasie völlig freien Lauf lassen, um Ideen zu entwickeln, wie ihr Kind immer wieder neu für das Reinigen der Zähne zu begeistern ist. Es wird Phasen geben, in denen das Kind mit Freude dabei ist, und dann wieder Phasen, in denen die Überredungskünste der Eltern stark gefordert sind.

Aus eigener Erfahrung und aus Patientenberichten kann ich sagen: »Zähne reinigen geht überall.« Eltern können dies kopfüber machen, nachdem sie ihr Kind ausgekitzelt haben, während ihr Kind eine Fernsehsendung anschaut, bei flotter Musik, während sie ihrem Kind ein Lied vorsingen, ein Gedicht aufsagen oder ein Buch vorlesen. Es ist eine Aufgabe von grundlegendster Bedeutung, dass Eltern ihren Kindern die Zähne reinigen und ihnen beibringen, dass dies nötig ist und Spaß macht.

Als Zahnärztin höre ich in der Praxis häufig: »Meine Eltern hatten auch schon so schlechte Zähne. Das liegt bei uns in der Familie.« Manchmal heißt es auch: »Bei uns in der Familie haben alle schlechte Zähne.« Oder: »Ich will auf gar keinen Fall, dass mein Kind meine schlechten Zähne erbt.« In all diesen Aussagen gibt es einen zentralen Irrtum, denn schlechte Zähne sind nicht vererbbar. Allerdings werden leider Angewohnheiten, die für die Zähne schlecht sind, ebenso in Familien weitergegeben wie problematische Ernährungsgewohnheiten und mangelhafte Zahnpflege.

Anna hat einen Silberzahn

Mein Sohn ist fünf Jahre alt. Eines Tages kommt er ganz aufgeregt aus dem Kindergarten. Es fällt ihm sichtlich schwer, sich zusammenzureißen. Endlich platzt ein Wortschwall aus ihm heraus: »Mama, Mama, stell dir vor, ein neues Mädchen ist in unsere Gruppe gekommen. Sie hat schöne lange braune Haare und ist ziemlich schüchtern.« Dann berichtet er weiter, dass Anna neu in der Stadt und ganz hübsch sei. »Wir haben miteinander gespielt. Sie kann toll klettern. Und stell dir vor, als Anna kopfüber am Klettergerüst hing, hat ihr Mund gefunkelt. Ich glaube, sie hat einen silbernen Zahn. Heißt das, dass ihre Eltern ganz reich sind und sie eine Prinzessin ist?«

Hintergrundinformationen zu Annas Fall

An der kleinen Geschichte gefällt mir die Vorstellung, dass Anna eine Prinzessin ist und deswegen einen silbernen Zahn hat. Wenngleich ich natürlich weiß, dass der Grund für ihren silbernen Zahn ein nicht ganz so romantischer ist. Anna hat diese Krone bekommen, weil ihr Zahn durch Karies zerstört war.

Wenn in meiner Praxis Kinder eine Krone benötigen, sind die Eltern meist sehr zerknirscht. Wie ich finde zu Recht. Heißt es doch, dass sie ihre Zahnputzpflicht nicht ordentlich ausgeführt haben. Leider übertragen die Eltern ihre Gefühle auf die Kinder, die dann ebenfalls der Ansicht sind, etwas nicht richtig gemacht zu haben und nicht gut genug zu sein. Die Kinder bekommen Komplexe, trauen sich nicht mehr zu lachen, ihr Selbstwertgefühl leidet.

Mit der Geschichte von Anna möchte ich auch verdeutlichen, dass Kinder selbst meist nicht so streng sind. Im Gegenteil, sie haben keine Hemmungen, sich ihre Münder zu zeigen und das, was drin ist. Die anderen Kinder bewundern sie dafür. Dann heißt es nur noch »Ich auch« oder sogar »Ich will auch einen silbernen Zahn«.

Warum Kinderkronen wichtig sind

Das richtige Zähneputzen muss erlernt werden. Ab dem sechsten Lebensjahr können Kinder das allmählich selbstständig. Ich empfehle jedoch, dass die Eltern auch dann immer wieder nachputzen. Wie lange das nötig ist, hängt vom jeweiligen Kind ab.

Lässt das Kind die Zähne nicht nachputzen, hilft nur der Gang zur professionellen Zahnreinigung, der dann öfter erfolgen sollte. Jeder Milchzahn stellt einen wichtigen Platzhalter für den folgenden bleibenden Zahn dar, er sollte daher gepflegt und gehegt werden. Sollte er eine Karies bekommen, so ist diese zu behandeln. Viele Eltern sind leider immer noch der Meinung, dass die Milchzähne sowieso rausfallen und deswegen nicht so genau gepflegt werden müssen. Dies hat meist fatale Folgen, die Kinder haben viele kariöse Defekte. Wenn zudem ein Milchzahn nicht rechtzeitig mit einer Füllung versorgt wird, ist das Loch nach kürzester Zeit so groß, dass nur noch eine Krone den Zahnerhalt gewährleisten kann.

Aber zum Glück kann ich auch etwas Positives in diesem Zusammenhang sagen. Denn wenn Sie sich fragen, ob ein Kind, das schon mit seinen Milchzähnen »Probleme« hat, solche später auch mit den bleibenden Zähnen erwarten kann, lautet meine Antwort darauf: nicht unbedingt. Dadurch, dass Milchzähne relativ weich sind, sind sie anfälliger für Karies. Die bleibenden Zähne sind härter. Hinzu kommt, dass in der Regel Eltern und Kinder bewusster putzen, wenn die bleibenden Zähne da sind.

Info KRONEN BEI KINDERN

Kinderzähne werden mit sogenannten konfektionierten Kronen versorgt. Das sind vorgefertigte Stahlkronen, die es in verschiedenen Größen gibt. Es wird die jeweils passende Größe herausgesucht und individualisiert. Diese Vorgehensweise stellt eine sehr schnelle und kostengünstige Zahnversorgung dar. Für die Kronenversorgung von Kinderzähnen ist es wichtig, dass sie sehr schnell geht, dass sie kostengünstig bleibt und das verwendete Material nicht zu hart ist.

Milchzähne nutzen sich mit der Zeit ab, das sieht man ihnen auch an. Wenn ein Milchzahn herausfällt, ist er immer sehr flach, ohne Höcker und ohne Strukturen. Er ist tatsächlich »verbraucht«. Würde ein Milchzahn mit einer Keramikkrone versorgt werden, wäre diese viel zu hart. Sie würde sich nicht abnutzen und immer einen Fremdkörper und einen Stressfaktor im Mund des Kindes darstellen. Das bedeutet: Auch wenn Keramikkronen unauffälliger wären, sind sie für den Kindermund nicht geeignet.

Jonas (4) hat zwei schwarze Zähne

Jonas ist ein sehr lebendiger Junge. Seit er laufen kann, ist er immer unterwegs. Zu seinem vierten Geburtstag durfte er sechs Freunde einladen. Gemeinsam waren sie im Kinderspielpark und tobten, bis sie nass geschwitzt waren. Irgendwann bestimmten die Eltern von Jonas: »Kinder, wir wollen nach Hause, macht euch fertig.« »Nur noch einmal Rutschen, bitte«, quengelte Jonas. »Na gut, aber macht schnell«, lautet die ersehnte Antwort seiner Mutter.

Die Kinder liefen so schnell, wie ihre Beinchen sie trugen. Sie wussten, sie mussten schnell sein, und rutschten um die Wette, was allerdings bedeutete: alle auf einmal. Mit einem Aufschrei landete Jonas mit dem Kopf auf dem Geländer. Alles ging so schnell, dass er gar nicht wusste, was passiert war. Er schmeckte Blut und begann zu weinen. Seine Lippe schwoll so rasch an, dass seine Mutter noch am gleichen Abend mit ihm zum Zahnarzt fuhr. Dieser konnte allerdings nichts machen, denn tatsächlich machte Jonas seinen Mund nicht auf.

Jonas weinte noch lange im Arm seiner Mutter und schlief schließlich ein. Am nächsten Tag tat ihm das ganze Gesicht weh. Die Lippe war immer noch geschwollen, er konnte nichts essen. Nach einigen Tagen ging seine Mutter wieder mit ihm zum Zahnarzt. Dieses Mal durfte der Zahnarzt seine Zähne vorsichtig anschauen. Jonas taten die Zähne immer noch weh. Er konnte kein Brot und keine Gummibärchen abbeißen. Der Zahnarzt stellte fest, dass die Schneidezähne locker waren. »Die werden wieder«, beruhigte er die aufgeregte Mutter.

Zwei Wochen später saßen die Zähne zwar wieder fester, wurden dafür aber schwarz. Und wie ist die Lage heute? Jonas Mutter ärgert sich nach wie vor, wenn sie die schwarzen Zähne auf Fotos sieht. Jonas selbst erinnert sich heute nur noch an seinen tollen vierten Geburtstag mit seinen Freunden, den er im Kinderspielpark verbracht hatte.

Hintergrundinformationen zu Jonas Fall

Wurde ein Zahn so verletzt, dass das Zahnmark (das Nervengewebe im Zahn) davon betroffen ist, besteht die Gefahr, dass dieses abstirbt. In einem solchen Fall kommt es im Inneren des Zahnes zu einer Blutung und in der Folge zur Verfärbung des Zahnes. Eine solche Verfärbung tritt nicht sofort auf, sondern erst Tage oder Wochen später. Der Zahn wird dann violett oder grau. Typischerweise passiert dies auch nur bei den Schneidezähnen, meistens sogar nur im Oberkiefer.

Eine solche Verletzung des Zahnmarks kann auch durch eine tiefe Karies, also durch ein sehr tiefes Loch im Zahn entstehen. Generell gilt aber, dass in einem solchen Fall das Zahnmark entfernt werden sollte, da sonst von diesem aus Gifte in den Körper gelangen.

Das Wechselgebiss und die Lückenhalter

Ab etwa dem sechsten Lebensjahr kommen die ersten bleibenden Zähne zu den Milchzähnen dazu – pünktlich zum Schulbeginn. Diese ersten »Erwachsenenzähne« brechen am Ende der Zahnreihe durch. Alle anderen bleibenden Zähne reifen unter dem jeweiligen Milchzahn heran und lösen dessen Wurzel beim Hochwachsen auf. Auf diese Weise fallen die Milchzähne nach und nach leicht heraus. Zu diesem Zeitpunkt haben sie dann ja keine Wurzeln mehr.

Die bleibenden Zähne sind viel größer als die Milchzähne. Sie benötigen viel mehr Platz im Kiefer. Ein gesundes und wohlgeformtes Milchgebiss im Endstadium hat deswegen viele Lücken. Manchmal kommen sich sorgende Mütter zu mir, weil sie das lückige Gebiss ihres Kindes stört. Zum Glück kann ich diese immer beruhigen. Die Lücken sind nämlich wichtig. An den Lücken kann man ablesen, wie weit das Kieferwachstum ist. Fünf- oder sechsjährige Kinder mit einem lückenlosen Milchzahngebiss werden auf jeden Fall Probleme mit dem Durchbruch der bleibenden Zähne haben. Ihre Kiefer sind zu schmal.

Der Durchbruch der bleibenden Zähne

Der erste bleibende Zahn bricht an der hintersten Stelle der Zahnreihe durch. Zumindest handelt es sich zu dem Zeitpunkt um die hinterste Stelle. Mit dem Durchbruch dieses Zahnes erfährt der Kiefer einen Entwicklungsschub und es findet eine Bisserhöhung statt.

Den ersten bleibenden Zähnen im hinteren Kieferbereich müssen keine Milchzähne weichen, allerdings ist das dann im Folgenden der Fall. Denn bald schon fangen die mittleren Schneidezähne an zu wackeln und werden durch bleibende Zähne ersetzt. Anschließend fallen die seitlichen Schneidezähne heraus – wobei herausfallen eigentlich die falsche Bezeichnung ist. Tatsächlich werden diese nämlich von den wachsenden bleibenden Zähnen herausgedrängt: Die bleibenden Zähne (die sich idealerweise direkt unter den Milchzähnen befinden, die sie ersetzen sollen) lösen die Wurzeln der Milchzähne auf, sodass diese irgendwann keinen Halt mehr haben.

Nach dem ersten Zahnwechsel gibt es eine kleine Pause. Erst mit etwa neun Jahren brechen die Backenzähne durch. Dann kommen die Eckzähne und schließlich (mit 13 oder 14 Jahren) wieder Backenzähne. Bis der Weisheitszahn kommt, dauert es noch. Er kommt häufig um das 17. Lebensjahr, kann sich aber auch Zeit lassen bis zum 25.

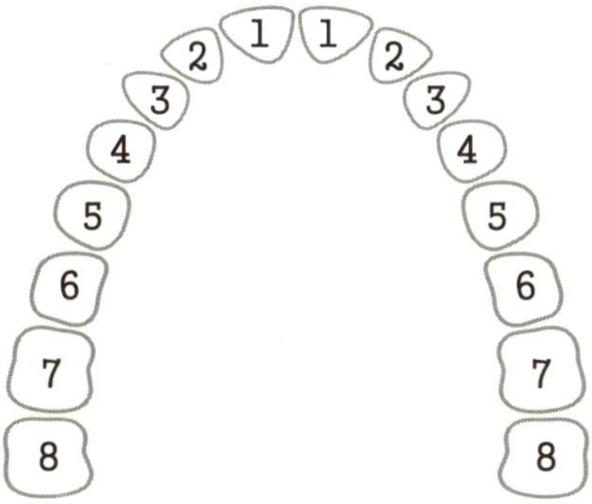

1 Vorderer Schneidezahn: 6–8 Jahre

2 Seitlicher Schneidezahn: 7–9 Jahre

3 Eckzahn: 10–14 Jahre

4 Kleiner Backenzahn: 9–13 Jahre

5 Kleiner Backenzahn: 11–14 Jahre

6 Großer Backenzahn: 5–7 Jahre

7 Großer Backenzahn: 11–14 Jahre

8 Weisheitszahn: 16–25 Jahre

Die Zähne des bleibenden Gebisses brechen zu unterschiedlichen Zeiten durch – von 5 bis 25 Jahren erstreckt sich der mögliche Zeitrahmen.

Warum das Freihalten einer Zahnlücke wichtig ist

Jedem bleibenden Zahn ist ein bestimmter Platz im Kiefer zugeordnet. Bis der Zahn in seiner Entwicklung soweit ist, hält der Milchzahn diesen Platz für ihn frei. Während des Wachstums wird der bleibende Zahn immer größer und drängt an die Oberfläche. Auf diesem Weg orientiert er sich an der Position des Milchzahnes und resorbiert auch dessen Wurzeln. Schließlich fällt der Milchzahn aus und einige Tage später steht der neue bleibende Zahn an seiner Position.

Geht der Milchzahn vorzeitig verloren, kann der Zahndurchbruch verzögert werden. Zusätzlich fehlt dem bleibenden Zahn die Orientierung und er weiß nicht, in welche Richtung er sich bewegen soll – er wächst verlagert und gedreht aus dem Kiefer heraus.

Wird die Lücke eines verlorengegangenen Zahnes nicht freigehalten, rutschen andere Zähne in die Lücke hinein und verengen diese. Wenn der bleibende Zahn dann endlich kommt, ist gar kein Platz für ihn da.

Info

WIE KÖNNEN ZAHNLÜCKEN OFFEN GEHALTEN WERDEN?

Am bequemsten für das Kind ist das Einsetzen eines festen Lückenhalters. Dabei handelt es sich um ein kleines kieferorthopädisches Gerät, also um eine kleine feste Zahnspange, die an zwei Zähnen befestigt wird, nämlich an den zwei Zähnen, die die Lücke begrenzen.
Eine Alternative ist eine herausnehmbare Zahnspange. Meist wird diese jedoch nicht konsequent getragen, wodurch es dann doch zu Zahnverschiebungen kommt.

Einschulung – eine neue Lebensetappe beginnt

Ist der erste Backenzahn im Alter von sechs Jahren noch nicht durchgebrochen, sollte die Einschulung des Kindes bis zum Erscheinen dieses Zahnes zurückgestellt werden. Es gibt Studien darüber, dass Kinder, die vor Erscheinen des Zahnes eingeschult wurden, sich schwer tun, da ihre Entwicklung auf geistig-seelischer Ebene zu diesem Zeitpunkt noch nicht weit genug gediehen ist für die Institution der Schule. Diese Kinder sind nicht fähig, ihre Stellung in der Außenwelt mit genügend Selbstsicherheit zu behaupten, sie tun sich daher im Umgang mit Lehrern und Schülern schwer.

Ist ein Kind erst einmal ein Schulkind, so fühlt es sich groß und mag meist nicht mehr, dass die Eltern seine Zähne putzen. Nun heißt es, Vertrauen und Kontrolle im rechten Maß zu mischen. Manchmal hilft es, für eine Zeitlang einfach öfter zum Zahnarzt und zur professionellen Zahnreinigung zu gehen. Bei der Zahnprophylaxe haben die meisten Kinder Spaß und ihren Zähnen tut es gut. Eine Idee ist auch, öfter die Zahnpflegeprodukte zu wechseln. Mit einer neuen Zahnbürste oder einer neu schmeckenden Zahnpasta ist das Putzen nicht so langweilig.

Info **DIE KOMPETENZEN DER KINDER**

Viele Eltern und auch Praxismitarbeiterinnen trauen den Kindern erst relativ spät zu, ein Zwischenraumbürstchen oder Zahnseide zu verwenden. Wir sollten nicht glauben, dass die Kinder das nicht können oder dass wir sie »schonen« müssen. Ganz im Gegenteil: Viele Kinder beherrschen die Handhabung mit Zwischenraumbürstchen besser als mancher Erwachsener. Meine Kinder haben bereits mit zweieinhalb Jahren zu Zwischenraumbürstchen gegriffen. Allerdings machen die Kinder das gemeinhin auch nur dann, wenn es ihnen vorgelebt wird. Wenn die Eltern keine Zwischenraumbürstchen oder Zahnseide verwenden, ist den Kindern schwer zu vermitteln, dass sie diese verwenden sollen.

Jens (11) und der verschwundene Zahn

Jens und sein Vater sind begeisterte Fahrradfahrer. Am liebsten fahren sie mit ihren Mountainbikes über Stock und Stein. Bei solch einer Tour setzt Jens auch freiwillig seinen Helm auf. Wenn er zur Schule fährt, hat er wegen des Kopfschutzes regelmäßig Streit mit seiner Mutter. Es ist ja auch ziemlich uncool, mit elf Jahren mit einem Helm an der Schule anzukommen.

Bei einer sportlichen Tour mit seinem Vater verhält es sich ganz anders. Da weiß er, dass der Helm ihm Schutz bietet, sollte er einmal stürzen. Mit dem Vertrauen auf den Helm traut Jens sich auch mehr zu. Sein Vater ist sehr stolz auf ihn. Beim Fahrradfahren sind sie richtige Partner und – was ebenfalls wichtig ist – unter sich. Seine Schwester und seine Mutter machen solche Touren nämlich nicht mit. »Ist mir viel zu holperig und zu schnell«, meint seine Mutter. »Männersache«, entgegnet sein Vater einfach.

Natürlich tragen die »Männer« stets auch Blessuren davon. Wenn man es sich so recht überlegt, bringen sie eigentlich immer irgendwas mit, bis auf neulich. Da fehlte ihnen etwas. Jens kam nämlich ohne seine Schneidezähne nach Hause. Zunächst war ihm das gar nicht aufgefallen …

Vater und Sohn waren mit einem ganz schönen Tempo unterwegs, plötzlich war diese Wurzel im Weg. Jens wollte noch ausweichen, aber es war zu spät. Plötzlich lag er am Boden. Zum Glück hatte er den Helm auf, denn dieser bekam tatsächlich einen Sprung. »Den dürfen wir erneuern. Der ist nicht mehr sicher. Zum Glück ist dir nichts passiert«, munterte sein Vater ihn auf, als er wieder wackelig auf die Beine kam. Für den Vater rang er sich ein Grinsen ab.

»Huch, wo sind denn deine Zähne?«, rief der Vater erschrocken aus. Da erst merkte Jens, dass seine beiden neuen Schneidezähne nicht da waren. Stattdessen tat ihm der Kiefer an der Stelle, wo sich vorher die Zähne befunden hatten, und das Kinn weh.

Vater und Sohn suchten vergeblich den Boden nach den Zähnen ab. Irgendwann gaben sie auf. »Na, da muss unsere Frau Doktor sich etwas einfallen lassen«, versuchte der Vater Jens aufzumuntern.
Ziemlich bedröppelt kamen sie nach Hause. »Wir müssen sofort in die Zahnklinik«, rief die Mutter erschrocken aus. In der Zahnklinik hatte man die Erklärung, warum sie die Zähne gar nicht finden konnten: Durch den Sturz waren die Zähne in den Kiefer hineingeschoben worden.

Hintergrundinformationen zu Jens Fall

Typische Sportarten beziehungsweise Spiele, bei denen Zahnunfälle passieren, sind Radfahren, Fußballspielen, Skaten und Rutschen aller Art. Schnell kann es passieren, dass durch einen Sturz ein Schneidezahn abgebrochen wird. In seltenen Fällen kann ein Zahn auch herausbrechen oder in den Kiefer hineingeschoben werden.

Wichtig ist der möglichst sofortige Gang zum Zahnarzt. Weiterhin ist es entscheidend, alle Bruchstücke des Zahnes einzusammeln. Ist der gesamte Zahn herausgebrochen, darf dieser nicht austrocknen. Am besten wird er in einer Zahnrettungsbox gelagert, bis der Zahnarzt ihn wieder replantieren kann. Solche Zahnrettungsboxen sind in Schulen und Schwimmbädern vorhanden. Eltern empfehle ich für die turbulente Zeit, eine solche Box (in der Apotheke erhältlich) bei sich zu haben. Besonders im Urlaub passieren solche »Missgeschicke« leider oft.

Die Chance auf Wiedereinheilung eines solchen Zahnes hängt tatsächlich davon ab, inwieweit die Zellen der Wurzeloberfläche intakt bleiben. Aus diesem Grund sollte ein solcher Zahn auch nicht an der Wurzel, sondern nur an der Zahnkrone angefasst werden. In einer Zahnrettungsbox herrscht ein feuchtwarmes Milieu. So aufbewahrt, kann der Zahn 48 Stunden gelagert werden.

Alternativen zur Zahnbox sind:

- Kalte Milch (Der Zahn kann zwei Stunden gelagert werden.)
- Sterile Kochsalzlösung (Hier ist eine Lagerung bis zu eineinhalb Stunden möglich.)
- Speichel (Eine Stunde bleibt der Zahn intakt.)
- Wasser (Hierin kann der Zahn nur 30 Minuten gelagert werden.)
- Ist kein Medium zur Verfügung, kann das Kind den Zahn auch einfach im Mund halten.

Replantiert werden übrigens nur bleibende Zähne. Die Chance, dass diese Zähne dauerhaft im Kiefer bleiben, liegt bei 50 Prozent. Für Milchzähne gilt das nicht, denn sie wachsen nicht ein. Ihre Wurzeln sind zudem nicht stabil genug.

Sollten Zähne in den Kiefer hineingeschoben worden sein (man nennt dies Intrusion), kommen sie in der Regel von allein wieder heraus. In einem solchen Fall ist lediglich etwas Geduld nötig.

Zähne, die durch einen Unfall gelockert wurden, werden geschient. Sie können miteinander verklebt werden, mit einem Draht verbunden oder mit einer herausnehmbaren Kunststoffschiene versorgt werden.

Die bleibenden Zähne – Aufgabenteilung im Mund

Die bleibenden Zähne müssen in ihre Aufgaben erst hineinwachsen – da verhalten sie sich in ihrer Entwicklung nicht anders als Menschen. Die Tatsache, dass die Zähne erst einen Weg aus dem Kiefer hinter sich legen müssen, bevor sie an ihrem vorgesehenen Ort ankommen, weist bereits darauf hin, dass die Zähne nicht von Beginn an ihre Aufgabe erfüllen können. Man könnte fast sagen: »Das Gebiss muss sich erst finden.«

Mit jedem Durchbruch eines Backenzahnes erhöht sich die Kauebene. Die Kiefergelenke und die Kaumuskeln erfahren einen Wachstumsschub. Je vollständiger das Gebiss wird, desto mehr

Info DIE BESONDERE ROLLE DER ECKZÄHNE

Eckzähne brechen während der Pubertät durch. Diese Zeit ist unsere Reifungsperiode, in der wir in die Gesellschaft eintreten und sichtbar werden. Somit stellt der Eckzahn auch eine Leitfigur in der Psyche dar.

können die Zähne die Aufgaben so übernehmen, wie sie ihnen angedacht sind. Hier ein Überblick, was die Zähne im Mund alles leisten:

- Die hinteren Zähne – die Backenzähne – sind die Mahlzähne. Sie heißen so, weil sie die Nahrung zermalmen. Sie stützen die Kauebene ab und sind besonders stabil gebaut. Diese Zähne haben sehr starke Wurzeln, die meist verzweigt sind. Als Nebeneffekt stützen sie die Position des Kiefergelenkköpfchens ab, denn in der Natur schützt immer die stabilere Struktur die weichere Struktur.
- Die kleinen Backenzähne befinden sich weiter vorn – sie nehmen die Stellung zwischen den Schneidezähnen und den großen Backenzähnen ein. Dabei können sie beides: abbeißen und zermalmen. Allerdings wird mit ihnen nicht so viel Kaudruck aufgewandt. Meistens führen diese Zähne die Kieferbewegungen. Weiterhin sorgen sie dafür, dass die weiter vorn liegenden Schneidezähne beim Kauen nicht überbelastet werden. Wenn ein Kiefer zu eng ist, werden diese Zähne häufig entfernt, was teilweise schwerwiegende Folgen hat, beispielsweise Überbelastung der anderen Zähne und vor allem Bissverschiebungen. Besonders kritisch ist es, wenn die Zähne asymmetrisch entfernt werden (zum Beispiel nur auf einer Seite oder nur in einem Kiefer) – dann passt der Biss nämlich gar nicht mehr.

- Die vorderen Zähne, die Schneidezähne, haben als Aufgabe das Abbeißen. Sie sind sehr feinfühlige Tastorgane. Wir kennen alle das Sprichwort: »Er findet das Haar in der Suppe.« Die Schneidezähne stützen die Lippen ab, sie positionieren und führen weiterhin den Unterkiefer. Nicht zu vernachlässigen ist die ästhetische Wirkung der Schneidezähne, weswegen kaum jemand auf sie verzichten möchte. Viele Menschen stört ein fehlender Backenzahn nicht. Ein fehlender Schneidezahn jedoch stellt eine große gesellschaftliche Hürde dar. Dabei haben die Eckzähne eine noch größere Bedeutung.
- Die Eckzähne sind größer und dominanter als die übrigen Schneidezähne und häufig echte Hingucker. Die Eckzähne sollen ebenfalls den Unterkiefer führen. Zahnärzte sprechen daher auch von der »Eckzahnführung«.

Die Bedrohung der Zahngesundheit

Die bleibenden Zähne brechen vor allem in der Pubertät durch. In dieser turbulenten Lebensphase darf die Zahnpflege auf keinen Fall hintenanstehen. Doch wenn Kinder zu Jugendlichen werden und aus Jugendlichen junge Erwachsene, haben sie mit dieser Aufgabe oft genug zu tun. Sie sind mit dem Wachstum ihrer Psyche und Persönlichkeit so beschäftigt, dass die Zahnpflege vernachlässigt wird. Das ist sehr schade, denn gerade zu dieser Zeit sind viele Putznischen vorhanden, also Bereiche, denen besondere Aufmerksamkeit bei der Pflege zukommen muss. Zusätzlich ernähren sich Jugendliche meist nicht gerade zahngesund. In dieser Zeit entstehen viele Kariesdefekte.

Doch auch im späteren Leben spielt Karies leider noch eine große Rolle. Im Grunde beschäftigen sich Zahnärzte den ganzen Tag mit den Folgen zweier Krankheiten: Karies und Parodontitis. Beide Krankheiten haben den gleichen Ursprung: die Bakterien im Mundraum. Neben den Bakterien spielen überdies noch Zucker und der Faktor Zeit eine Rolle. Doch kann man diese Dinge nicht einfach bekämpfen? Das ist tatsächlich nicht so leicht, wie es zunächst scheint.

- **Bakterien** kommen unweigerlich in unsere Mundhöhle. Menschen ernähren sich, sie nehmen Dinge in den Mund oder küssen andere Personen – es lässt sich letztlich nicht verhindern, dass Bakterien in den Mund gelangen.
- **Zucker** aus dem Leben auszuschließen ist ein auf jeden Fall sehr schwieriges Unterfangen. Es gibt so viel versteckten Zucker in unseren Lebensmitteln. Besonders in Fertigprodukten und Soßen, eigentlich in allem, worin Konservierungsstoffe enthalten sind, befindet sich auch Zucker.
- **Zeit:** Der Faktor Zeit ist der einzige, den wir beeinflussen können. Wir können die Zeit zwar nicht anhalten, aber wir können die Bakterien und Beläge in einer bestimmten Zeit eliminieren. Wir sollten das tun, bevor sie uns Schaden zufügen können. Ganz genau sind hier 24 Stunden die Grenzmarke: Wenn wir innerhalb von 24 Stunden die Bakterien beseitigen, dann bleiben unsere Zähne und das Zahnfleisch gesund.

Wenn nun am Ende der Faktor Zeit der ausschlaggebende ist, bleibt allerdings ein Problem: unsere Zahnputztechnik. Denn wer seine Zähne nur mit einer Zahnbürste putzt, verhindert nicht Zahnstein, Karies und Parodontitis. Leider kann man es zugespitzt so sagen: Wer seine Zähne nur mit einer Zahnbürste putzt, verliert seine Zähne mit einem frischen Geschmack im Mund. Dabei riskiert er noch Putzdefekte und Heiß-Kalt-Empfindlichkeiten.

Warum eine »normale« Zahnbürste nicht reicht

Wenn Sie mit einer »normalen« Zahnbürste Ihre Zähne putzen, ist es so, als würden Sie Ihre Schuhe in einer Reihe aufstellen und sie dann mit einem großen Besen schrubben. Das ist ein komisches und ungewohntes Bild. Wir reinigen jedoch unsere Zähne häufig auf eben diese Art und Weise. Es ist uns allerdings nicht bewusst.

Was würden wir also mit den Schuhen tun? Sicherlich würden wir jeden Schuh einzeln in die Hand nehmen und diesen gründlich von allen Seiten reinigen. Und ebenso muss es übertragen mit den Zähnen geschehen – nur dass diese natürlich im Mund verbleiben.

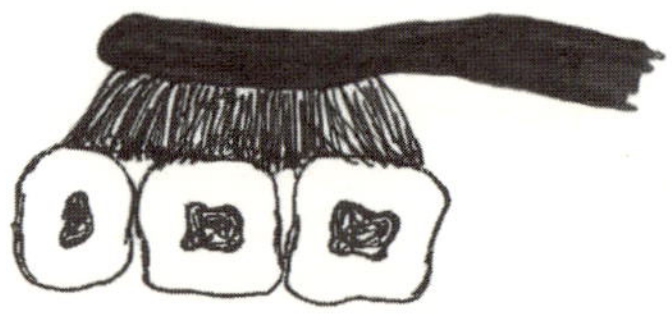

Eine »normale« Zahnbürste erreicht die Zahnzwischenräume nicht und reinigt daher ungenau.

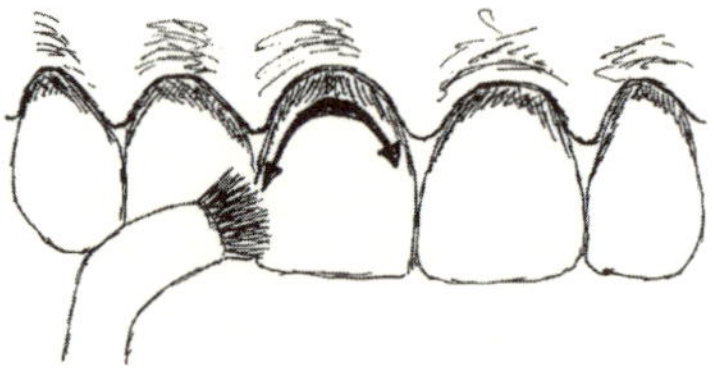

Der Zahnbelag und somit die Bakterien liegen gerne dort, wo sie geschützt sind – am Zahnfleischrand und zwischen den Zähnen. Je kleiner die Zahnbürste, desto gründlicher ist die Reinigung und desto gesünder sind Zähne und Zahnfleisch.

Mit 70 Prozent darf man nicht zufrieden sein

Wenn wir unsere Zähne nur mit einer Zahnbürste reinigen, erreichen wir nur etwa 70 Prozent der Zahnflächen. Selbst diese 70 Prozent werden von vielen nicht gründlich genug gereinigt und vor allem am Zahnfleischrand befinden sich häufig viele Ablagerungen. An die Bereiche, die sich zwischen den Zähnen befinden, kommt man mit der Zahnbürste überdies gar nicht heran, sodass sich Bakterien ungehemmt vermehren können – das ist ein immenses Problem! Wir brauchen tatsächlich Zahnpflege über die Zahnbürste hinaus.

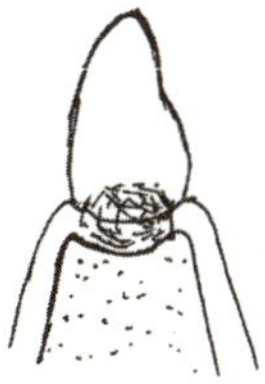

Im Zahnzwischenraum sammeln sich die meisten Bakterien (90 Prozent). Diesen Bereich zu reinigen ist essenziel für Ihre Zahngesundheit.

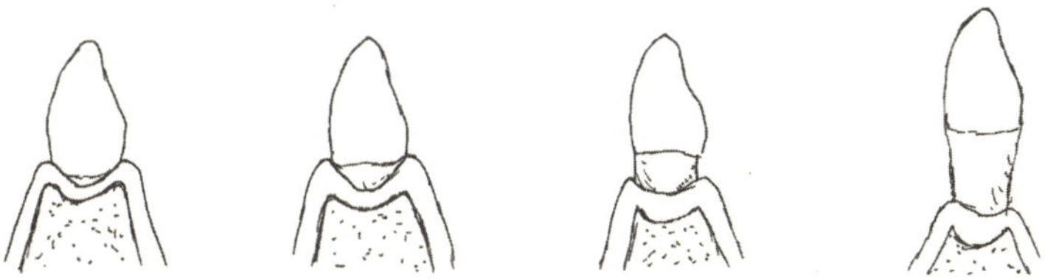

Normale Verhältnisse | Leichter Knochenabbau | Sichtbarer Knochenabbau und Parodontitis | Fortgeschrittene Parodontitis, stark gelockerter Zahn

So sieht gute Zahn- und Mundpflege aus

Zunächst einmal ist es wichtig, jeden Zahn einzeln zu reinigen – das wird von Zahnärzten auch »solo« genannt. Die Solo-Prophylaxe, die in vielen Praxen durchgeführt wird, hört sich zwar nach Revolution an, bedeutet aber eigentlich nur die konsequente Reinigung aller Zahnflächen. Diese können und vor allem sollten Sie auch daheim durchführen!

Zahnbürste und Putztechnik

Eine gute Mund- und Zahnpflege beinhaltet als Erstes das gründliche Reinigen aller Zahnflächen. Dies sollte mindestens morgens nach dem Frühstück und abends vor dem Schlafengehen erfolgen, noch besser ist morgens, mittags und abends. Damit ist aber nicht genug getan. Denn dabei kommt es ganz wesentlich auf die Zahnbürste an. Sie brauchen eine Zahnbürste mit einem ganz kleinen Kopf. Solche »Einbüschelzahnbürsten« sind keine Erfindung der Neuzeit. Viele Naturvölker benutzten sie schon vor Ewigkeiten. In unserer Kultur haben sich größere Zahnbürsten etabliert, mit unterschiedlich langen Borsten, beweglichen Köpfen und allem erdenklichen Schnickschnack. Dabei brauchen wir einfach nur einen ganz kleinen Bürstenkopf. Die elektrischen und Ultraschallzahnbürsten besitzen diese durchaus wieder, was sie in dieser Hinsicht empfehlenswert macht. Grundsätzlich brauchen wir jedoch keine elektrische oder Ultraschallzahnbürste.

Als Zweites kommt es natürlich auch auf die Putztechnik ab. Wir müssen jeden Zahn einzeln reinigen, dann erreichen wir auch den Zahnhals und gehen insgesamt viel gründlicher vor. Auch das Massieren des Zahnfleisches ist wichtig. Wenn wir mit einer Einbüschelzahnbürste die Glattflächen gereinigt haben, haben wir unsere 70 Prozent erreicht.

Nun geht es drittens an die Zahnzwischenräume. Wer bisher diese Bereiche mit der Zahnseide gereinigt hat, den muss ich leider enttäuschen: Zahnseide reicht nicht, sie ist nicht gründlich genug, vor allem nicht in dem sensiblen Bereich am Zahnfleisch. Denken Sie nochmals an die Schuhreihe. Stellen Sie sich vor, Sie würden mit einer Schnur die Schuhe seitlich reinigen wollen. Das geht nicht, weil die Schuhe Krümmungen aufweisen. Genauso ist es bei den Zähnen auch. Zähne sind nicht gerade, sondern sie weisen Nischen auf, haben Kurven. Und genau an diese kommt die Zahnseide nicht heran. Kleine Borsten können dies allerdings. Wir brauchen demnach für die Zahnzwischenräume kleine Bürsten, die sogenannten Zwischenraumbürstchen.

Zwischenraumbürstchen in passender Größe

Mit Zwischenraumbürsten können wir alle Dellen und Nischen eines Zahnes erreichen – vorausgesetzt das Bürstchen füllt den Zahnzwischenraum aus. Ist die Bürste zu klein, haben wir es zwar ganz einfach mit dem Durchkommen, reinigen jedoch nicht gründlich. Wir brauchen demnach nicht irgendeine Zwischenraumbürste, sondern eine in der richtigen Größe. Es kann durchaus sein, dass wir zwei, drei oder auch vier verschiedene Größen benötigen, um unser Gebiss zu reinigen, denn unsere Zahnzwischenräume sind nicht alle gleich. Wenn die Borsten abgeknickt oder abgenutzt sind, ist es Zeit sie auszutauschen.

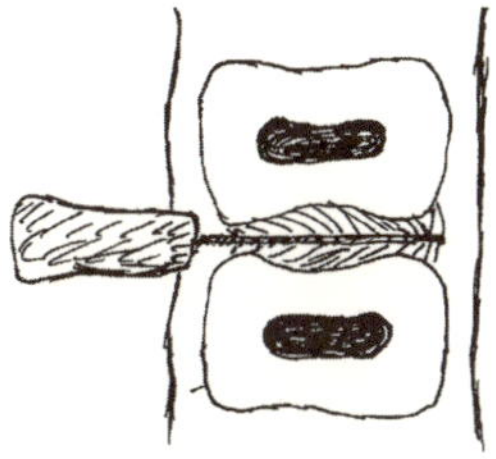

Die Zahnzwischenräume lassen sich am besten mit einem Zwischenraumbürstchen reinigen. Selbst Zahnseide ist hier zu ungenau, die Bürstchen sind biegsam und erreichen alle Nischen.

Info **AUF DIE ZAHNPASTA ACHTEN**

Nicht jede Zahnpasta, die augenscheinlich gut putzt, ist auch für den Zahn gut. Manche Zahnpasten sind zu grobkörnig und schädigen mit Schleifpartikeln den Zahn. Es gibt Zahnpasten, die nicht alkalisch, sondern sauer sind und die damit den Zahn angreifen können. Sie säubern zwar den Zahn, lassen jedoch ein Milieu zurück, das der Speichel erst einmal neutralisieren muss.

Blut als Signal

Eine Beobachtung mache ich in meiner Praxis immer wieder: Viele Menschen hören auf zu reinigen, wenn es blutet. Machen Sie das nicht! Blutung weist darauf hin, dass Bakterien da sind. Wenn Bakterien da sind, besteht die Gefahr für Karies und Parodontose. Dies bedeutet: Sie sollten aktiv werden und diese Bakterien entfernen und zwar durch gründliches Putzen!

Nur wenn es beim Gebrauch von Zwischenraumbürstchen nicht blutet, besteht keine Gefahr, dass Karies und Parodontitis entstehen.

Wenn es durch den Gebrauch des Zwischenraumbürstchens zu einer Blutung kommt, ist das Zahnfleisch krank! Sollte durch gründliches Reinigen diese Blutung nicht innerhalb von vier Tagen verschwinden, sollte der Zahnarzt aufgesucht werden.

Die Zunge und die Mundflora

Die Zunge ist ein besonderes Organ. Sie ist streng genommen unser frühestes Sinnesorgan. Der Embryo nimmt als Erstes das Fruchtwasser wahr, natürlich mit der Zunge. Auf der Zunge liegen viele Sinneszellen. Manche Sinneszellen reagieren auf Druck, andere auf Kälte und Wärme. Wieder andere auf unterschiedlichen Geschmack. Nun beschränkt sich die Bedeutung der Zunge keineswegs auf eine Reinigungsfunktion, aber diese gehört dennoch zu ihr. Denn immerzu ist die Zunge bemüht, den Mundraum zu erforschen und zu säubern. Wir kennen das alle: Es steckt ein Sesamkorn zwischen den Zähnen. Die Zunge gibt erst Ruhe, wenn dieser entfernt ist, selbst wenn sie wund werden sollte. Und manchmal gibt es auch die für die Zunge nicht zu lösenden Aufgaben: Eine Zahnfüllung ist rau – die Zunge gibt keine Ruhe.

Ihre Aufgabe, den Mundraum sauber zu halten, erfüllt die Zunge durch:

- Vermehrte Zungenbewegung
- Vermehrten Speichelfluss

Aber die Wechselwirkung zwischen Zunge und Zahn- und Mundpflege kann auch andersherum erfolgen. Denn die falsche Zahn- und Mundpflege kann negativ beeinflussen, was die Zunge sonst noch leisten muss. So können zum Beispiel Geschmacksirritationen auftreten, wenn über einen längeren Zeitraum die gleiche Mundspülung verwendet wird. Diese Gefahr ist besonders gegeben, wenn die Spülung eine chemische ist und wenn sich Metalle im Mund befinden (Amalgamfüllungen, Gold etc.).

Die Zunge als Ausscheidungsorgan

Im Mund befinden sich über 500 unterschiedliche Bakterienarten und Milliarden von Organismen. Die Bakterien im Mund finden

Info

ZENTRALE AUFGABEN DER ZUNGE

- Dank hoher Berührungssensibilität entdeckt sie sofort Neues, außerdem hat sie eine hohe Fremd- und Eigenwahrnehmung.
- Die Zunge transportiert die Nahrung.
- Sprechen ist nur mit der Zunge möglich.

zwischen den Zungenpapillen immer ein flauschiges Plätzchen und können geschützt gedeihen und sich schön vermehren. Allerdings sind nicht alle Bakterien schlecht – bestimmte Bakterienstämme sind für uns sehr wichtig. Genauso wie die im Darm sind sie sogar lebensnotwendig (immerhin beginnt im Mund der Verdauungsprozess).

Jedoch gibt es nicht nur gute Bakterien. Diejenigen, die für uns schädlich sind, sollten entfernt werden, denn diese Bakterienstämme führen zur Bildung von Zahnbelag und Mundgeruch und schädigen das Zahnfleisch. Allerdings ist für diesen Kampf Ausdauer gefragt, denn täglich gelangen durch unsere Nahrung, durch ungenügende Zahnpflege und abgestorbene und abgestoßene Zellen Keime in Überzahl in unseren Mund, die uns schaden.

Es ist wichtig, die Zunge regelmäßig zu pflegen und zu säubern. Dies sollte jedoch auf eine sanfte Weise geschehen.

Wichtig ist, dass die Reinigung, die vorgenommen wird, nicht die Mundflora zerstört. Schließlich kippen wir auch nicht Domestos in uns hinein, um unseren Darm zu reinigen.

Dennoch ist eine passende Zungenpflege ein Muss für uns. Denn tatsächlich werden in der Nacht Zellabfallstoffe und abgestorbene Zellen über die Zunge ausgeschieden. Die Zunge ist ein wichtiges Ausscheidungsorgan für Giftstoffe, vor allem dann, wenn die Ausscheidung über den Darm beeinträchtigt ist. So bilden sich jeden Tag und ununterbrochen Beläge auf der Zunge, umso mehr, je weniger wir kauen und je weniger Speichelfluss besteht. Deshalb ist es so wichtig, morgens zuerst ins Bad zu huschen und eine kleine Zungenreinigung vorzunehmen, um all das zu entfernen, was sich dort über Nacht angesammelt hat. Eine Möglichkeit der Zungenreinigung und Entgiftung ist das aus dem Ayurveda kommende Ölziehen mit anschließendem Abschaben der Zunge.

Das Wohlergehen der Zunge beeinflusst die Gesundheit von Leber und Niere und somit des ganzen Menschen.

Ölziehen und Ayurveda

Das Ölziehen ist ein im Ayurveda seit Jahrhunderten bekanntes Verfahren zur Reinigung, Entgiftung und Stärkung des gesamten Organismus. Durch das Ölziehen werden Körper und Mundhöhle von Giftstoffen befreit. Überdies wird die Mundflora wieder ins Gleichgewicht gebracht, Zahnfleischirritationen und Mundgeruch verschwinden und das gesamte Immunsystem wird gestärkt.

So funktioniert Ölziehen

Am besten führen Sie das Ölziehen nach dem Aufstehen mit nüchternem Magen durch. Verwenden Sie gutes Öl. Ich empfehle Kokosöl oder Sesamöl, aber auch hochwertiges Olivenöl ist für das Ölziehen geeignet. Nehmen Sie einen Esslöffel des Öls in den Mund und bewegen Sie es hin und her. Ziehen Sie dann das Öl zwischen den Zähnen durch (so gut es eben geht) – der Begriff »Ölziehen« leitet sich davon ab.

Führen Sie das Ölziehen durchaus 20 Minuten durch. Durch den langen Aufenthalt im Mund bindet das Öl Gifte, die sich im Mund und auf der Zungenoberfläche befinden. Am Ende spucken Sie das Öl in eine Papierserviette, die Sie in den Müll werfen. Bitte nicht ins Waschbecken oder die Toilette spucken, da es sonst zu Ablagerungen und irgendwann zu Verstopfungen kommen kann. Schlucken Sie das Öl auf keinen Fall herunter. Schließlich enthält es am Ende des Ölziehens Bestandteile, die Sie loswerden wollen.

Es ist übrigens nicht notwendig, während des Ölziehens ruhig im Sitzen oder Stehen zu verharren. Sie können gerne andere Dinge im Bad oder Haus verrichten.

Nach dem Ölziehen schaben Sie die Zunge mit einem Zungenschaber ab und spülen den Mund mehrmals mit lauwarmem Wasser. Am besten verwenden Sie einen Zungenschaber mit einer glatten Oberfläche, denn die feinen Zungenpapillen sollen nicht verletzt werden.

Info

ALTERNATIVEN ZUM ÖLZIEHEN

Wenn Sie Öl im Mund nicht mögen oder keine Zeit zum Ölziehen haben, gibt es eine sehr gute Alternative, die in meiner Praxis auch nach der professionellen Zahnreinigung durchgeführt wird. Wir nennen sie »Zungenreinigung für Eilige« oder auch »Zungenreinigung to go«. Es handelt sich um die Zungenreinigung mit dem Zungengel von Muskanadent. Dieses ist rein natürlich und enthält Substanzen, die die Bakterien auf der Zunge binden. Zusätzlich enthält es Wirkstoffe, die bakterizid (keimtötend) wirken, jedoch ohne der Mundflora zu schaden. Denn genau darauf kommt es an: Die Mundflora soll stabilisiert oder wiederhergestellt werden und auf keinen Fall angegriffen oder gar zerstört, wie dies mit zu scharfen Substanzen geschieht. Bei der Zungenreinigung mit dem Zungengel wird dieses auf der Zunge verteilt und anschließend mit einem Zungenschaber abgeschabt. Der ganze Vorgang dauert etwa fünf bis zehn Sekunden.

Zungendiagnostik

Jeder von uns kennt das: Die Zunge ist belegt, der Geschmack im Mund ist komisch. Meist wird uns dies besonders bewusst, wenn wir krank sind. Oft ist die Zunge dann geschwollen, sie liegt wie ein Fremdkörper im Mund.

In anderen Kulturen hat die Zungendiagnostik eine elementare Bedeutung. So werden etwa in der chinesischen und auch in der tibetischen Medizin Erkenntnisse über den Gesundheitszustand über die Zunge gewonnen. Dazu wird diese sehr genau inspiziert und untersucht.

Dass wir bei einer Untersuchung dem Arzt die Zunge rausstrecken sollen, kennen wir allerdings auch in unseren Breitengraden. Oft sind es die Kinderärzte, die die Zunge anschauen. Bei Erwachsenen wird die Zungendiagnostik meist vernachlässigt, was sehr bedauerlich ist.

Sicherlich hat jeder aber auch ohne Diagnostiker schon festgestellt, dass die Zunge nicht immer gleich aussieht. Warum ist das so? Tatsächlich sind verschiedene Zungenbereiche verschiedenen Organen zugeordnet. Hat ein Organ gerade eine Störung, so ist dies durchaus auf der Zunge zu erkennen. Ein erfahrener Diagnostiker erhält daher allein durch die Untersuchung der Zunge Aufschluss über den Zustand dieser Organe.

Im Überblick: häufige Fehler bei der Zahn- und Mundpflege

- Die Zunge wird vergessen.
- Die Produkte, die verwendet werden, sind zu aggressiv. Anstatt mild zu pflegen, desinfizieren sie stark, töten alle Bakterien ab und deodorieren.
- Die Zahnpasta ist zu grobkörnig und bewirkt Abrieb am Zahn.
- Die Zahnpasta enthält keine Pflegestoffe für das Zahnfleisch.
- Es wird zu selten geputzt. Mindestens nach dem Frühstück und vor dem Schlafengehen gilt es die Zahnflächen zu reinigen, noch besser ist es morgens, mittags und abends.
- Die Zahnzwischenräume werden nicht täglich gereinigt.
- Wenn es blutet, wird nicht mehr weitergeputzt.

Info **WANN SOLLTE MAN ZUM ARZT GEHEN?**

Zum Arzt sollte man gehen, wenn man einen Zungenbelag hat, der über Wochen nicht abwaschbar ist, die Zunge seitlich Auffälligkeiten aufweist, Verhärtungen zu sehen sind oder die Zunge unbeweglicher wird.

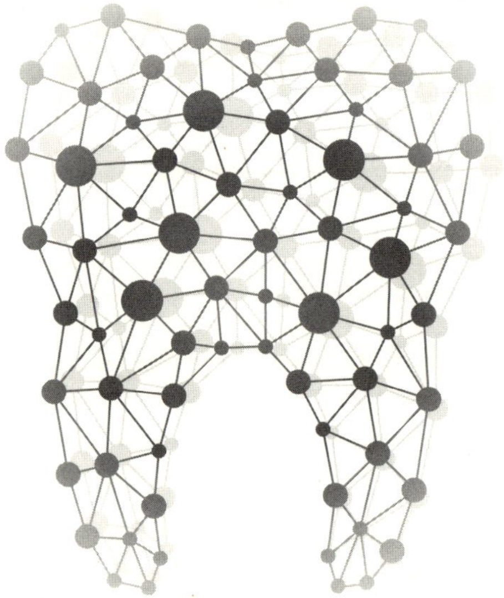

2

ZAHNGESCHICHTEN RUND UM ENTZÜNDUNGEN

Die Zahl der chronisch Kranken steigt nahezu jährlich. Dass ein Zusammenhang zwischen Erkrankungen und der Mundgesundheit bestehen kann, ist dem größten Teil der Menschen allerdings nicht bewusst. Ob ein kranker Zahn, ein entzündeter Kieferknochen oder ein betroffenes Zahnbett eine chronische Entzündung hervorrufen, ist individuell unterschiedlich. Aber wichtig ist: Es kann sein. Besonders tückisch wird dies dadurch, dass diese Entzündung oft an einer ganz anderen Stelle des Körpers entsteht.

Das ist ja ganz schön verzwickt – nein, verzahnt

Dass Wechselwirkungen zwischen einzelnen Zähnen und dem Körper insgesamt bestehen, ist wissenschaftlich durch mehrere Studien bewiesen. Leider sind diese Erkenntnisse noch viel zu wenig bekannt. Dadurch kommt es zu schlimmen Leidensgeschichten, wie etwa die von Herrn Keiler.

Herr Keiler (52) – vom Marathon zu Muskelschmerzen

Herr Keiler (52) war immer sehr sportlich. Jeden Tag fuhr er mit dem Fahrrad zur Arbeit und abends ging er ins Fitnessstudio. Pro Jahr lief er mindestens einen Marathon. Mit diesem Wissen erscheint seine Geschichte noch viel tragischer, denn innerhalb weniger Wochen baute Herr Keiler immens ab. Man konnte ihm fast dabei zusehen, wie er weniger wurde.

Weil auch Herr Keiler nicht verstand, was mit ihm geschah, wurde er immer launischer. Cholerische Tendenzen hatte er schon früher gehabt, nun war es jedoch nicht mehr zum Aushalten. Auch in der Zahnarztpraxis schrie er und beschimpfte das Personal und den Zahnarzt. Was war nur los?

Vor vielen Jahren hatte Herr Keiler einige Implantate erhalten. Damit hatte er keine für ihn merklichen Probleme – alles war seines Erachtens wunderbar. Vom Zahnarzt hörte er zwar immer wieder, er solle öfter zur Reinigung kommen, er müsse dies und müsse das. Aber er hielt sich nicht daran, denn schließlich ging es ihm gut. »Das ist nur Geldschneiderei«, waren seine Worte dazu.

Nun jedoch schien eine Entzündung seinen gesamten Körper befallen zu haben. Wie sich herausstellte, gingen diese Entzündungen von seinen Implantaten aus. Einige Zeit wollte er das nicht glauben und keine dementsprechende Behandlung beginnen. Als er aber ins Krankenhaus eingeliefert werden musste, akzeptierte auch er die Zusammenhänge. Es ging ihm so schlecht, dass er sich kaum auf den Beinen halten konnte. Ein einst so starker Mann weinte vor Verzweiflung.

Hintergrundinformationen zu Herrn Keilers Fall

Bei Herrn Keiler hatte sich eine Entzündung im Kieferknochen um die Implantate herum gebildet, die sich über die Blutbahn auf andere Organe ausgebreitet hatte. Deswegen gab es nicht nur einen lokalen Entzündungsherd im Kiefer, sondern eine Sepsis im Körper – umgangssprachlich wird Sepsis auch Blutvergiftung genannt. Eine solche kann lebensbedrohlich werden. Natürlich mussten die Implantate entfernt werden. Herr Keiler erhielt hoch dosierte Antibiotika.

So können Bakterien den Körper »vergiften«

Bakterien dringen in einen Zahn ein und verursachen dort sichtbare Karies. Was wir zunächst nicht sehen und bemerken: Die Bakterien dringen sehr tief vor – nämlich bis zum Nerv und über den Wurzelkanal zum Nerveintrittspunkt. Der Nerveintrittspunkt ist eine Öffnung in der Zahnwurzel, durch die Blutgefäße, Nerven und Lymphgefäße in den Zahn geführt werden und wieder heraustreten. So ist der Zahn mit seiner Außenwelt in Verbindung.

Unbehandelt kommt es in Folge zu einer Streuung der Bakterien und der Toxine (Gifte), die durch diesen Defekt entstehen. Das bedeutet, ein kariöser, mikrobiell besiedelter Zahn wird auf jeden Fall zu einem Streuherd. Von ihm aus gelangen Bakterien in den Blutkreislauf und in die Organe. Dies passiert schubweise. Häufig lösen diese Bakterien und Toxine dann an entfernten Bereichen und Organen entzündliche Krankheitsprozesse aus.

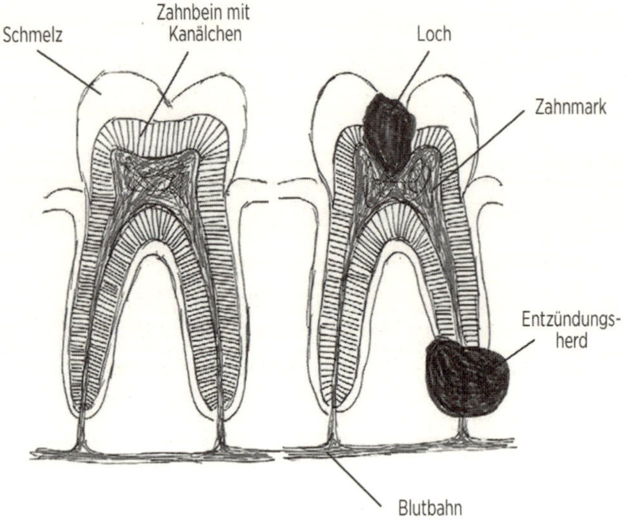

Bakterien dringen in den Zahn und durch ihn in die Blutbahn ein.

Der Mensch als System von Regelkreisen

Der menschliche Organismus wird durch eine Vielzahl an Regelkreisen gesteuert. Dieses Bild macht deutlich, wie unser Körper arbeitet. Kommt es zu einer Störung in einem Regelkreis, wird diese zunächst einmal ausgeglichen, denn jeder Regelkreis in sich enthält zusätzliche Auffangmechanismen. Wir sind demnach mehrfach abgesichert. Oder, um es einfach zu formulieren, unser Körper folgt dem Motto: »Wenn ich durch die Nase nicht atmen kann, dann öffne ich den Mund.«

Bis ein Regelkreis zusammenbricht, müssen bereits etliche Mechanismen ausgereizt worden sein, mit denen der Körper das Problem auszugleichen sucht. Zwar versucht der Körper zwar immer einen Ausweg zu finden, aber unbegrenzt kann er dies auch nicht tun. Wenn eine bestimmte Anzahl an Störungen erreicht ist, bricht das System zusammen und Krankheitssymptome treten auf. Wann dies der Fall ist, ist bei jedem unterschiedlich. Genauso wie der eine Mensch zwei Minuten die Luft anhalten kann,

kann ein anderer dies sieben Minuten lang tun. Bei Menschen mit konstitutionellen Schwächen bricht ein System schneller zusammen als bei kerngesunden Menschen. Weiterhin ist es individuell sehr unterschiedlich, welcher Regelkreis zusammenbricht und zu Symptomen führt. Deshalb lässt sich keine Aussage darüber machen, welches Toxin und welche Störung welche Erkrankung hervorruft.

Einzig und allein lässt sich mit Bestimmtheit sagen: Die eigentliche Ursache einer Erkrankung ist die Summe der verschiedenen Reize, die auf den Organismus wirken.

Es geht immer um die Balance – die innere und die äußere

In unserem Organismus – und eigentlich im ganzen Leben – funktioniert alles in Regelkreisen. Ob ein Mensch gesund oder krank ist, hängt davon ab, inwieweit sein System im Gleichgewicht ist. Im Körper verläuft alles in Kettenreaktionen. Jede Störung wirkt sich auf das Ganze aus.

Die Balance ist das Entscheidende, um die es scheinbar im ganzen Leben geht.

Kein Mensch kann vermeiden, Gifte zu sich zunehmen, weil wir vielen Umweltgiften ausgesetzt sind, ob wir das wollen oder nicht. Schaffen wir es, den Giften und Stressoren, die uns umgeben, genügend entgegenzusetzen?

Es gibt Belastungen, denen wir uns nicht entziehen können. Diese müssen wir hinnehmen. Es gibt jedoch viel mehr Belastungen und Stressoren, die wir uns selbst antun, ob bewusst oder unbewusst. Wir haben zum Beispiel selbst in der Hand, was wir essen, welche Kleidung wir tragen, ob wir Sport treiben oder nicht. Und: Wir haben auch selbst in der Hand, welchen Gedanken wir nachgehen. Dieser Satz mag vielleicht für den einen oder anderen unbequem klingen und nicht passend, dennoch ist es so. Jeder kann sich in negative Gedanken hineinsteigern und darauf mit körperlichen Symptomen reagieren.

Bei meinen Patienten spreche ich gerne vom »Fass der Belastungen«. Als Behandlerin weiß ich nie, wie weit dieses Fass bei meinem Patienten bereits gefüllt ist. Was der eine verträgt und toleriert, kann für einen anderen eine unzumutbare Belastung sein. Ich möchte das am Beispiel einer leicht zu hohen Füllung deutlich machen:

Befindet sich ein Mensch gesichert in der Balance, wird er mir nach einigen Tagen sagen: »Am Anfang fühlte sich die Füllung komisch an, aber nach zwei Tagen war alles in Ordnung.« Ein anderer, der sich bereits an der Grenze seiner Belastung befindet, wird bereits am nächsten Tag kommen und erklären, dass er die ganze Nacht nicht schlafen konnte. Was hat dieser Mensch getan? Ganz genau, er hat geknirscht und gepresst. In der Folge taten ihm der Zahn und die Muskeln weh. Zudem war er zermürbt, weil ihm die Nachtruhe fehlte.

In beiden Fällen ist die Füllung leicht zu hoch. Doch während der eine Mensch dies kompensierte, konnte der andere es nicht mehr tolerieren. Bei fast allem, was wir tun, sind wir auf unsere Kompensationsmechanismen angewiesen.

Es ist selbstverständlich die Aufgabe des Zahnarztes zu ermitteln, wen er vor sich hat: Ist es ein Mensch, dessen Fass randvoll gefüllt ist, oder hat er noch Ressourcen?

Ich kann als Zahnärztin den schönsten Zahnersatz fehlerfrei eingliedern und es kann trotzdem sein, dass der Patient mit diesem nicht zurechtkommt. Sein Regelkreis hat in dem Augenblick nicht die Ressourcen, um ihn zu akzeptieren und »sich daran zu gewöhnen«. Andersherum kann ich viele Fehler machen bei der Herstellung eines Zahnersatzes und dem Patienten fällt das gar nicht auf. Er würde nahezu alles akzeptieren, weil sein System noch viel Puffer hat.

Die Aufgabe eines jeden

Es ist die Aufgabe eines jeden, sein eigenes Fass immer schön zu leeren und die Balance zu halten. Bei uns verhält es sich wie bei einer Wippe, die auf der einen Seite alle vorkommenden Belastungen trägt und auf der anderen Seite alles, was dem entgegenwirkt. Je nachdem, auf welcher Seite wir mehr aufgeladen haben, sind wir gesund oder eben nicht. Es ist unsere tägliche Angelegenheit, dem Körper und seinen Signalen mit Achtsamkeit zu begegnen. Wenn bei einem Auto eine Warnleuchte leuchtet, reagieren wir meist viel schneller als bei unserem Körper. Wir kleben nicht ein »Pflaster« darüber, um das Leuchten nicht mehr zu sehen. Mit den Signalen unseres Körpers verfahren wir jedoch leider sehr häufig genauso.

Was trägt uns und was zieht uns herunter und raubt unsere Energie?

Unsere Energiespender

- Bewegung an der frischen Luft
- Soziale Kontakte
- Ruhe
- Erholung, Ruhephasen, Schlaf
- Vitamine
- Nährstoffreiche, gesunde Kost
- Sauberes Wasser, genügend Flüssigkeit
- Entschlackung, Darmreinigung
- Eine Aufgabe im Leben haben
- Dankbarkeit leben
- Anderen helfen können

Unsere Energieräuber

- Bewegungsmangel
- Einsamkeit
- Hektik, Zeitmangel, Stress
- Schlafmangel, fehlende Erholung
- Zuckerreiche Nahrung
- Denaturierte Koste ohne Nährstoffe
- Alkohol, Drogen, Genussmittel
- Gifte in zahnärztlichen Materialien
- Gifte in Kosmetika und Kleidung
- Herde und chronische Entzündungen
- Medikamente

Je länger ein Energieräuber vorhanden ist, desto mehr sind die körpereigenen Abwehrmechanismen gestört und geschwächt. Die Mediziner sprechen dann von einem chronischen Leiden.

Ein solches »chronisches Leiden« kann ein Zahnherd sein, aber auch ein ungelöstes mentales Problem, täglicher Stress und vieles mehr. Eine geschwächte Abwehr ist die Folge.

Eine geschwächte Abwehr führt zur Überforderung der körpereigenen Regulationsmechanismen und im Anschluss zu einer Erkrankung. Aus diesem Grund sollte eine Krankheit nie isoliert betrachtet werden.

Info WARUM ICH BEI FÜLLUNGEN AUFHORCHE

»Ich habe ja nur Füllungen«, höre ich von Patienten manchmal. Hm – sofort stellen sich mir als Zahnärztin folgende Fragen:

- Aus welchem Material sind die Füllungen?
- Wie tief und wie groß sind die Füllungen?

Denn in diesem Zusammenhang ist mir wichtig darauf hinzuweisen, dass bereits ein Eingriff in das Zahnbein durch eine Füllung einen Eingriff in die Grundsubstanz darstellt (siehe Seite 19). Im Zahnbein (Dentin) befinden sich unzählige feine Kanälchen (Röhren), durch die Bakterien oder Füllungsbestandteile in das Zahnmark gelangen können. Dies bedingt eine Wirkung auf den gesamten Organismus. Wenn Sie diese Wirkung nicht bemerken, ist das ein Zeichen dafür, dass Ihr System noch kompensieren kann. Das kann jedoch in einer Woche, einem Monat oder einem Jahr ganz anders sein. Natürlich bedeutet das auch, dass ein Füllungswerkstoff (wie Amalgam oder ein Kunststoff) oder auch eine chronische Zahn-Nerv-Entzündung Auswirkungen auf den gesamten Organismus hat. Ganz gleich, ob Sie diese merken oder nicht.

Frau Bocks (41) unerklärliche Migräneattacken

Frau Bock (41) litt seit vielen Jahren an massiven Migräneanfällen. Sobald sich eine Stresssituation abzeichnete, wusste sie, dass die Migräne nicht lange auf sich warten ließ. Man könnte meinen, ihr Körper zwang sie dazu, eine Ruhepause einzulegen. Sie hatte sich alle Amalgamfüllungen entfernen lassen. Dies gab ihr etwas Linderung, jedoch nur geringfügig. Als Frau Bock sich bei mir vorstellte, ließ ich sogleich eine 3-D-Röntgenaufnahme anfertigen und stellte fest, dass ihre linke Kieferhöhle extrem verschattet war, was bedeutete, dass ein vereiterter Backenzahn auf der rechten Seite auf das Gewebe ausstrahlte. Nachdem ich diesen Zahn behandelt hatte, war Frau Bock ihre Migräneanfälle los. In größeren Stresssituationen hat sie heute zwar noch leichtere Kopfschmerzen, weil sie ihre Kiefer- und Nackenmuskulatur anspannt. Diese Beschwerden sind jedoch vernachlässigbar, wenn man sie mit denen vergleicht, die sie zuvor hatte.

Hintergrundinformationen zu Frau Bocks Fall

Ein vereiterter Zahn stellt einen massiven Entzündungsherd dar, mit dem der Körper ununterbrochen beschäftigt ist. Unser Körper kann solche Belastungen nicht aus eigener Kraft bewältigen. Sie bedeuten daher Dauerstress, was auch dazu führt, dass der Körper auf andere Probleme schlechter reagieren kann. Man spricht hier von einer reduzierten Kompensations- und Regulationsfähigkeit.

Deswegen sind Entzündungsherde so problematisch

Ein Herd ist eine chronische Entzündung, die den gesamten Organismus schwächt und Beschwerden in anderen Bereichen des Körpers hervorrufen kann. Die Herderkrankungen in der Ferne treten jedoch erst dann auf, wenn die Kompensationsfähigkeit des Organismus überschritten ist. So kann eine scheinbar symptomlose Entzündung in weit entfernten Regionen Beschwerden auslösen.

Jedes Herdgeschehen beginnt tatsächlich mit einer unscheinbaren chronischen Belastung, die keine Symptome verursacht. So bleibt die Entwicklung meist unentdeckt und unbehandelt. Der Körper aber ist mit diesem Herd dennoch beschäftigt und versucht sich dessen zu entledigen – über eine Entzündungsreaktion möchte er diesen ausscheiden. Tatsächlich findet aber so eine lokale Dauerirritation im Bindegewebe statt und der Reiz wird chronisch. Je länger der Reiz andauert, desto schlechter ist die Ausgangslage der Körpers für einen weiteren Reiz. Alles, was dann noch dazukommt, birgt die Gefahr, Probleme zu verursachen. Oder um es technischer zu formulieren: Der Regelkreis ist bereits geschwächt und im sogenannten Kompensationsmodus – »wir fahren auf Reserve«. Irgendwann fehlt nur noch ein kleiner weiterer Stressor und der Regelkreis bricht zusammen. Auch eine eigentlich erfreuliche Schwangerschaft kann dann für den Körper zum Stress werden, wie die folgende Geschichte zeigt.

Melanie (36) und der unerfüllte Kinderwunsch

Melanie (36) ist Erzieherin. Sie hat diesen Beruf gewählt, weil sie gerne mit Kindern arbeitet. Sie liebt Kinder und wünscht sich nichts sehnlicher als ein eigenes Kind. Seit drei Jahren schon geht sie regelmäßig zu ihrer Gynäkologin. Zwei Hormontherapien hat sie bereits hinter sich. Sie will nicht verzweifeln, aber ihre Nerven sind doch ziemlich strapaziert. »Sie sind körperlich gesund und können ohne Probleme Kinder bekommen«, so oder so ähnlich hört sie es immer wieder von ihrer Gynäkologin. Zweimal hatte es ja auch schon geklappt. Aber dann hat sie das Kind wieder verloren. Beim ersten Mal war sie sehr traurig, nach dem zweiten Abgang war sie wochenlang nicht ansprechbar und verließ das Haus nicht. Dies ist nun auch schon wieder fast ein Jahr her.

»Ihr Körper ist mit irgendetwas beschäftigt. Machen Sie einen Zahnarzttermin und lassen Sie sich genau untersuchen«, riet die Gynäkologin ihr. Zum Zahnarzt geht Melanie nicht besonders gern. Allein die professionelle Zahnreinigung tut ihr weh, sie hat danach tagelang Schmerzen beim Essen. Da jedoch ihre Gynäkologin so eindringlich dazu riet, kam Melanie zu mir.

Tatsächlich hatte sie ziemlich vernachlässigte Zähne. Sie selbst ahnte das jedoch nicht. Sie wusste zwar, dass ihre Zähne nicht die besten waren, aber so lange sie keine Schmerzen hatte, war ihrer Meinung nach alles im grünen Bereich. Nun musste ich ihr jedoch erklären, dass sie viele Löcher hatte, aber nicht nur das, sie hatte eine chronische Parodontitis, also eine chronische Zahnfleischentzündung, bei der nicht nur das Zahnfleisch, sondern auch der Kieferknochen befallen ist.

Das Schlimme daran war, dass diese Zahnfleischentzündung bereits über Jahre bestand, ohne dass es Melanie bewusst gewesen war. Sie hatte zwar gemerkt, dass ihr Zahnfleisch ab und zu beim Putzen blutete. Jedoch ließ das ganz schnell wieder nach. Nun wurde ihr klar, dass es nachließ, weil sie die Region in Ruhe ließ, also die Augen-zu-Taktik anwandte. Dass das Problem fortbestand und sich in der Tiefe weiter ausbreitete, der Gedanke war ihr nicht gekommen.

Hintergrundinformationen zu Melanies Fall

Nachdem wir bei Melanie eine gründliche Parodontosebehandlung durchgeführt und die Löcher versorgt hatten, verbesserten sich ihre Entzündungswerte sofort. Es dauerte noch sechs Monate, bis sie uns verkünden konnte, dass sie schwanger war.

Dass Melanie schon bald schwanger wurde und später ein gesundes Kind bekam, ist ein großartiger Erfolg. Dennoch musste sie vorher viel Schmerz erfahren und verarbeiten, schuld daran war eine Parodontitis, wobei Herde auch andere Ursachen haben können.

Info: HERDE AUS DEM ZAHN- UND KIEFERBEREICH IM ÜBERBLICK

- Wurzelgefüllte Zähne
- Tote Zähne
- Verlagerte Zähne
- Chronische Entzündung des Zahnnervs
- Chronische Entzündung der Mundschleimhaut
- Chronische Entzündung der Nasennebenhöhlen
- Fremdkörpereinschluss (Im Gewebe befindet sich ein Fremdkörper, der dort nicht hingehört – das könnte ein Amalgamkrümel sein, eine überstopfte Wurzelfüllung oder Essensreste wie Fleischfasern oder Knochensplitter.)
- Parodontitis (chronische Entzündung des Zahnhalteapparates)

Allerdings ist Parodontitis eine sehr weit verbreitete Problematik. Zum Guten bedeutet das jedoch auch, dass Zahnärzte mit einer erfolgreichen Parodontitisbehandlung die Lebensqualität immens steigern können – auch und gerade von älteren Patienten.

Herrn Wohlers (67) Diabetes, der sich nicht einstellen lassen will

Herr Wohler wohnt in meiner Nachbarschaft. Er war immer sehr vital, viel im Garten unterwegs, er bastelte, sägte und hämmerte leidenschaftlich gerne. Eigentlich ist Herr Wohler nur glücklich, wenn es etwas für ihn zu tun gibt. Vor Kurzem traf ich ihn mit seiner Frau auf der Straße. Beide schoben ihr Fahrrad, auf dem sie eigentlich hätten sitzen sollen. Auf meine Frage hin erläuterte mir die Ehefrau, dass ihr Gatte bei einer Fahrradtour umge-

fallen sei. Die beiden hatten Glück im Unglück, dass sie gerade auf einer sehr abgelegenen Straße unterwegs gewesen waren. Nicht auszudenken, was alles hätte passieren können. Seit Monaten arbeitet Herr Wohlers Internist daran, den Diabetes des Mannes einzustellen – »Unterzucker«, so lautet seine Diagnose bei Geschehen wie diesem.
Ich sah Herrn Wohler tief in die Augen und bat ihn, dass er sich nach langer Zeit wieder einmal bei mir in der Praxis einfinden sollte. Er erschien kurz darauf und es stellte sich heraus, dass er an einer sehr schweren Parodontitis litt. »Herr Wohler, ich denke, ich kann Ihnen und Ihrem Arzt helfen«, so meine Worte.

Hintergrundinformationen zu Herrn Wohlers Fall

Bei Diabetikern ist das Risiko, an Parodontitis zu erkranken, deutlich erhöht. Sie sollten deshalb ganz besonders auf eine gute Mundhygiene achten. Denn wenn die bakteriellen Beläge nicht täglich sorgfältig von den Zähnen entfernt werden, kann sich sehr schnell eine Zahnfleischentzündung entwickeln.

Bereits 24 Stunden nachdem ein Zahn gründlich gereinigt wurde, bildet sich wieder ein sogenannter Biofilm aus Bakterien, der diesen Zahn umhüllt. Wird dieser Biofilm nicht rechtzeitig entfernt, dringen die Giftstoffe einiger Bakterienarten in das Zahnfleischgewebe ein. Dies führt dazu, dass die körpereigene Abwehr, das Immunsystem, auf diesen Bakterienangriff mit Entzündung reagiert. Zunächst einmal ist die Entzündung auf das Zahnfleisch beschränkt. Fachleute sprechen von einer Gingivitis. Typische äußere Anzeichen sind Rötung, Schwellung und Blutung beim Zähneputzen (besonders bei der Anwendung von Zahnseide).

Werden die Bakterien nicht entfernt, dringen sie weiter und tiefer ins Gewebe ein und verbreiten sich auch in den Knochen. Die Reaktion des Knochens ist Knochenabbau. Wir sprechen dann von einer Parodontitis. Durchaus kann es sein, dass die Blutung nun wegbleibt, weil die Entzündung tiefer gewandert ist.

Das Heikle bei Diabetikern ist, dass bei ihnen die Durchblutung des Gewebes generell reduziert ist. Deswegen fällt bei ihnen das Warnsignal der Blutungen früher als bei anderen Personen aus und wiegt sie in scheinbarer Sicherheit. Die Entzündung wird aber derweil immer stärker und schädigt auch andere Regionen. Übrigens ist nicht nur bei Diabetikern, sondern auch bei Rauchern das Gewebe schlechter durchblutet.

Welchen Einfluss hat Parodontitis auf den Diabetes?

Bei Parodontitis handelt es sich also um eine Erkrankung des Zahnbettes. Sie geht immer mit entzündungsbedingtem Knochenabbau einher. Infolge dieser chronischen Infektion, die zudem auch noch schubweise erfolgt, schüttet das Immunsystem bestimmte Entzündungsstoffe aus, die spezielle Abwehrzellen aktivieren. Leider mindern diese Botenstoffe jedoch die Wirkung des Hormons Insulin, was bei Diabetikern besonders problematisch ist, da bei ihnen durch die Erkrankung bereits ein Insulinmangel vorliegt. Da das Insulin die Aufnahme des Blutzuckers in die Zellen fördert, verbleibt mehr Zucker im Blut. Somit steigt der Zuckerspiegel.

Eine erfolgreiche Diabetesbehandlung steht auf mehreren Säulen. Was viele nicht wissen: Auch die sorgfältige Zahnreinigung – die Zahnprophylaxe – gehört dazu.

All das bedeutet unterm Strich: Eine fortgeschrittene Parodontitis erschwert die Einstellung des Blutzuckers und begünstigt Schwankungen des Blutzuckerspiegels. Und genau diese Problematik lag bei Herrn Wohlers vor und konnte durch die Parodontitisbehandlung bewältigt werden. Allgemeiner kann man also tatsächlich sagen: Eine effektive professionelle Zahnreinigung kombiniert mit einer guten häuslichen Mund- und Zahnpflege verbessert die Einstellung des Blutzuckers.

Zwischen Blutzuckerwerten und Zahnfleischentzündungen besteht ein Zusammenhang!

Herr Humboldt (64) und die Sache mit dem Herzen

Herr Humboldt war wirklich arg gebeutelt. Die Geschichte hatte ein Jahr zuvor begonnen, als er sich neue Zähne machen ließ. »Das Esszimmer muss saniert werden, bevor ich in Rente gehe«, waren damals seine Worte beim Betreten des Behandlungszimmers gewesen. »Wenn ich in Rente bin, möchte ich mit meiner Frau reisen. Außerdem zahlt meine Versicherung jetzt mehr«, hatte er ergänzte.

Auf jeden Fall war er keinen Tag zu früh gekommen, denn es gab wirklich viel zu tun: Zerstörte Zähne mussten entfernt werden, Füllungen waren zu machen und eine Parodontitisbehandlung stand an. Schließlich galt es noch den Zahnersatz anzufertigen, und das in beiden Kiefern. Wir hatten allerdings nicht viel Zeit, denn Herr Humboldt wollte ja reisen. Und ein solcher Punkt macht eine Behandlung durchaus schwierig. Auch wenn der Zahnarzt noch so schnell arbeitet und die Termine perfekt aufeinander abstimmt, so muss man doch die Wundheilung abwarten. Wir hatten es jedoch geschafft: Nach neun Monaten war Herr Humboldt zwar um einige Zähne leichter, dafür jedoch mit Wurzelbehandlungen und Implantaten und natürlich der dazugehörigen Brücke im Unterkiefer versorgt. Weil die Behandlung für ihn anstrengend gewesen war, wollte er die Oberkieferbehandlung schieben. »Jetzt brauche ich erst einmal eine Zahnarztpause«, waren seine Abschiedsworte.

Ich war mit der Pause gar nicht einverstanden, wusste ich doch, dass Herr Humboldt im Oberkiefer einige Herde hatte, die schleunigst zu beseitigen waren. Weiterhin stimmte sein Biss nicht, und das mitten in der Behandlung. Aber gut. Herr Humboldt fuhr in den Urlaub. Ein halbes Jahr später war er wieder in meiner Praxis.

Dieses Mal hatte er ein konkretes Anliegen von seinem Kardiologen. Er war nämlich gar nicht lange im Urlaub gewesen, sondern die meiste Zeit im Krankenhaus. Er hatte Herzrhythmusstörungen bekommen. Da sein Kardiologe nicht weiter kam, wollte dieser wissen, ob Herr Humboldt Zahnherde hat, die eventuell auf das Herz Einfluss haben könnten. Ich war erschüttert. Ich hatte gewusst (und ihm auch gesagt), dass Zahnherde vorhanden waren. Aber mein Hinweis, dass hier ein Einfluss auf den Körper gegeben war, war ignoriert worden. Leider musste Herr Humboldt dies nun schmerzlich erfahren.
Nachdem die entsprechenden Zähne entfernt worden waren, waren auch seine Herzrhythmusstörungen verschwunden. Aufgrund der in der Zwischenzeit eingebauten künstlichen Herzklappen wird Herr Humboldt jedoch stets vor einer invasiven Zahnbehandlung antibiotisch abgedeckt werden müssen. Zu einer solchen Behandlung zählt schon die professionelle Zahnreinigung.

Hintergrundinformationen zu Herrn Humboldts Fall

Bei Herrn Humboldt war Antibiotikum notwendig, um einer Entzündung der Herzinnenhaut (einer Endokarditis) entgegenzuwirken. Grundsätzlich kann jeder an einer Endokarditis erkranken. Menschen mit angeborenem Herzfehler oder künstlichen Herzklappen sind jedoch besonders gefährdet. Unbehandelt verläuft die Erkrankung meist tödlich. Eine Endokarditis wird in der Regel durch Bakterien verursacht. Durch Wunden und Verletzungen innerhalb der Mundhöhle kann eine solche Endokarditis auch entstehen.

Bei planbaren Eingriffen (Zahnmedizin, Endoskopie, Operation etc.) ist bei Patienten mit erhöhtem Endokarditisrisiko an eine Prophylaxe zu denken, die beispielsweise aus der Gabe eines Antibiotikums etwa eine Stunde vor der Behandlung besteht, gegebenenfalls wird noch eine zweite Gabe einige Stunden danach ergänzt. Eine gute Mundhygiene ist bei all dem grundsätzlich vorteilhaft, sie reduziert die Keimzahl ständig.

Info **ERHÖHTES RISIKO FÜR EINEN HERZINFARKT**

Das Risiko von Patienten, die an einer koronaren Herzkrankheit leiden und eine Parodontitis haben, einen Herzinfarkt zu erleiden, ist fast um den Faktor zwei höher. Die Gefahr für einen Schlaganfall ist sogar um den Faktor 3 erhöht!

Was bedeutet eine invasive Zahnbehandlung?

Eine invasive Zahnbehandlung ist eine Behandlung, bei der es blutet. Das bedeutet, dass Keime in den Körper gelangen könnten. Bei einer professionellen Zahnreinigung sollte es normalerweise nicht zu Blutungen kommen. Wirklich ausschließen kann man es jedoch nicht. Ist das Zahnfleisch entzündet, blutet es schnell.

Herr Maier (47) oder warum Darmprobleme zum Zahnarzt führen können

Herr Maier wurde von seinem Internisten zu mir geschickt. Dieser war ziemlich ratlos, da er die chronische Darmentzündung von Herrn Maier nicht in den Griff bekam. Ständig bildeten sich neue Entzündungsareale an der Darmwand. Weil dies ziemlich gefährlich werden kann, empfahl der Internist Herrn Maier einen Zahnarztbesuch.

Tatsächlich litt Herr Maier an einer sehr starken Parodontitis – und dies schon seit etlichen Jahren. Bei ihm war die Parodontitis weit fortgeschritten. Viele Zähne wiesen starken Knochenabbau auf und einige waren bereits gelockert.

Hintergrundinformationen zu Herrn Maiers Fall

Wie an anderer Stelle schon erwähnt, beginnt die Verdauung im Mund. Deswegen zog die Parodontitis bei Herrn Maier den Darm in Mitleidenschaft. Ist bereits die Mundflora gestört, so hat es der Darm schwerer, gute Arbeit zu verrichten. Und fataler Weise wirkt sich das auf den ganzen Körper aus, denn der Zustand des Darms ist ein wichtiges Kriterium für den Zustand des Immunsystems.

Warum der Darm eine solche Bedeutung hat

Da sich 60 Prozent der Abwehrzellen des Immunsystems im Darm befinden, kann man sich gut vorstellen, was eine jahrelange Entzündung für den Körper bedeutet. Zur natürlichen und physiologischen Darmflora gehören über 100 Billionen Keime. Es herrschen über 500 verschiedene Keimarten, die individuell sehr unterschiedlich sein können, vor. Ein gesunder Darm verfügt über eine intakte Oberfläche mit vielen Ausstülpungen. Dadurch ist die Oberfläche um ein Vielfaches vergrößert. Unter dem Mikroskop schaut dies aus wie ein Hochflorteppich. Es ist wichtig, dass sich diese Schleimhautausstülpungen bewegen können, damit die Nahrung weiterbefördert wird. Sind diese durch Medikamente oder Nahrung verklebt, können die Nährstoffe nicht aufgenommen werden. Zahlreiche Erkrankungen können die Folge sein – Karies und Parodontitis sind noch die geringsten.

Tatsächlich kann es durch eine ungesunde Ernährung, Lebensweise und Mundpflege sehr rasch zu einer Verschiebung der Darmflora kommen. Dies hat schwerwiegende Folgen, die sich zunächst gar nicht zeigen, jedoch schleichend stärker werden. Durch die Verklemmung der Darmzotten, die Veränderung des Bakterienmilieus und die dadurch verminderte Nährstoffaufnahme erhält unser Körper immer weniger Nährstoffe. Das kann auch bei übergewichtigen Menschen passieren.

Die Intelligenz liegt im Darm

Anatomisch gesehen hat der Darm unfassbar viele Nerven. Aber nicht nur das: Er hat unfassbar viele unterschiedliche, andersartige Nerven.

Der Darm ist ständig in Bewegung, auch wenn wir Menschen das nicht immer merken. Manchmal hören wir es allerdings, denn manchmal dringen Geräusche aus der Bauchgegend.

Tatsächlich ist der Darm immer beschäftigt, er sammelt den ganzen Tag viele, viele Informationen und leitet diese zum Gehirn. Die enorme Anzahl an Informationen kann der Darm zusammentragen, weil sein Nervensystem eben derart ausgebaut ist und er außerdem über eine große Fläche verfügt. All dies macht den Darm zum größten sensorischen Organ des Körpers. Augen, Ohren, Nase und Haut sind nichts dagegen.

Der Darm sitzt im zentralen Getümmel des Körpers. Den ganzen Tag untersucht er das Essen, fängt Bakterien ab, befragt Immunzellen, was ansteht, und vieles mehr. Wegen dieser großen Bedeutung wird dem Darm auch eine direkte Leitung zum Gehirn gewährt – der *Nervus Vagus*. Abweichend zu den Informationen der anderen Sinnesorgane gelangen die Informationen des Darms aber nicht ins Bewusstsein, sondern ins Unterbewusstsein – und dieses weiß tatsächlich viel. In der Tat ist mittlerweile auch bekannt, dass es wichtig ist, auf unser Bauchgefühl zu hören. Dieses Bauchgefühl zeigt, wie es uns geht.

Wenn der Darm nur für den Transport der Nahrung zuständig wäre, bräuchte er nicht ein so ausgetüfteltes Nervensystem. Das wäre die reinste Energieverschwendung, doch die Natur geht sorgsam mit der Energie um.

Wie eng die Gefühlswelt mit dem Darm verbunden ist, merken wir im Alltag

- durch Aufregung und das flaue Gefühl im Magen vor einer Prüfung, einem Vorstellungsgespräch, einem (Zahn-)Arztbesuch etc.

- indem Niederlagen erst einmal »verdaut« oder Enttäuschungen »heruntergeschluckt« werden müssen.
- an gerne verwendeten Sprichwörtern wie »Er hat Schiss«, »Er hat die Hosen voll« oder „Das stößt mir sauer auf« oder aber auch im positiven Sinne mit »Ich habe Schmetterlinge im Bauch«.

Der Zusammenhang zwischen Darm und Erkrankungen

Wissenschaftler haben festgestellt, dass es über die sogenannte Darm-Hirn-Achse Wechselwirkungen zwischen der Darmflora und neurologischen Erkrankungen wie Multiple Sklerose, Alzheimer oder Depressionen gibt. Menschen mit Multipler Sklerose haben weniger Bakterien im Darm, wogegen Menschen mit Depressionen bestimmte Botenstoffe vermehrt besitzen. Weiterhin können bestimmte Darmkeime Entzündungen im zentralen Nervensystem entfachen und so Alzheimer verursachen.

Es ist messbar, dass Menschen, die ein Reizdarm-Syndrom haben, überdurchschnittlich oft unter Angstzuständen oder Depressionen leiden. Angst und Depression sind etwa mit Gluckern und Drücken im Bauch verbunden. Denn wenn das Gehirn ein größeres Problem zu lösen hat, braucht es Energie. Diese Energie bekommt es dabei eben vom Darm. Der Darm bekommt über den

Info: AUF DAS BAUCHGEFÜHL HÖREN

Der gesunde Darm leitet viele, aber nicht jede kleine Information an das Gehirn weiter. Er tut dies tatsächlich nur mit denjenigen, die ihm wichtig vorkommen. Je nach Reizschwelle meldet sich der Darm häufiger oder eben seltener. Es kann sein, dass Sie, wenn Sie zum Beispiel nie auf diese Signale hören, mit der Zeit nur sehr wenige Signale erhalten.

Vagusnerv mitgeteilt, was los ist, und fährt seine Verdauung runter, das heißt, es wird weniger Schleim gebildet und die Durchblutung im Darm reduziert.

Wenn Sie unter solchen Beschwerden leiden und zu Verstopfung oder auch zu Durchfall tendieren, dann beschäftigen Sie sich unbedingt mit Ihrer Gefühlswelt und mit dem, was Ihnen nicht passt – und ändern, was Sie unglücklich macht. Stress ist das größte Thema, das Hirn und Darm miteinander besprechen. Es sollte jedoch kein Dauerzustand werden, denn der Darm bekommt sonst Probleme.

Dos und Don'ts für den Darm

Der Darm, der so wichtige Arbeit für uns leistet, sollte durch eine gesunde Lebensweise von uns in seiner Arbeit unterstützt werden. Umgekehrt gilt es, das zu vermeiden, was ihn belastet, was ihn schwächt. Hier sind im Überblick Empfehlungen zusammengetragen, was dem Darm gut tut und was das Gegenteil bewirkt.

Darüber freut sich Ihr Darm:

- Acht Stunden Schlaf pro Nacht
- Stressfreiheit
- Wenn Sie pro Mahlzeit mindestens 30 Minuten Zeit einplanen, damit Sie sie ausreichend kauen können
- Wasser, Wasser, Wasser – still natürlich und bitte gut über den Tag verteilt. Wenn Sie über einen längeren Zeitraum nichts trinken und dann eine große Menge, verwirren Sie Ihr System. Trinken Sie außerdem vor den Mahlzeiten, nicht dazu.
- Kräutertee
- Ballaststoffreiche Kost – Ballaststoffe sind unverdauliche Stoffe, die zum Beispiel in Gemüse, Obst und Vollkornbrot enthalten sind.

Diese Dinge mag der Darm nicht:

- Stress
- Schlafmangel
- Zigaretten
- Kaffee, denn Kaffee regt die Verdauung an. Zusätze wie Milch und Zucker belasten den Darm allerdings und lassen Ihren Bauch anschwellen.
- Alkohol
- Zucker
- Fettiges Essen
- Kohlensäurehaltige Getränke
- Hülsenfrüchte (Bohnen, Linsen)
- Kohl
- Zwiebeln
- Kaugummikauen, denn dieses verursacht oft Blähungen, da durch das Kauen Luft in den Bauch gelangt.

Info

NAHRUNGSMITTELUNVERTRÄGLICHKEITEN

Eine ungute Darmflora kann auch durch Nahrungsmittelunverträglichkeiten entstehen. Viele Ärzte haben mit solchen Patienten allerdings so ihre Probleme, da sich meist keine sichtbaren Schäden im Darm feststellen lassen.

Mia (27) – Mädchen, achte auf deine Blase!

Mia (27) war verzweifelt. Mehrmals im Jahr litt sie an einer schmerzhaften Blasenentzündung. Sie wurde hysterisch, sobald sich die ersten Symptome zeigten. Jedes Mal wurde es schlimmer, so schien es ihr jedenfalls. Es war reiner Zufall, dass ich davon erfuhr, denn sie war gerade zu einer Routineuntersuchung bei mir, als die Beschwerden sich langsam wieder anbahnten.
Ich machte eine sehr genaue Diagnostik und stellte drei vereiterte Schneidezähne im Oberkiefer fest. Als Kind hatte Mia einen kleinen Unfall gehabt. In den Folgejahren wurden die Zähne einer Wurzelbehandlung unterzogen und überkront. »Unter den Kronen sind die Zähne total schwarz«, erläuterte mir Mia.
Die Frontzähne sind dem Nieren-Blasen-Funktionskreis zugeordnet. Die chirurgische Entfernung dieser Zähne mit Behandlung des Knochenfachs brachte die chronische Blasenentzündung zum Erliegen. Mittlerweile hat Mia in diesem Bereich Implantate, die sie völlig komplikationsfrei verträgt. Nachdem die Ursache beseitigt worden war, kam es bei Mia tatsächlich zu einer sogenannten Spontanregulation und -heilung des Körpers. Es geht ihr seitdem gut.

Hintergrundinformationen zu Mias Fall

Zahnherde werden für viele chronische Erkrankungen verantwortlich gemacht. Die von toten Zähnen, die ungenügend oder gar nicht behandelt wurden, ausgehenden Bakterien können sich in Nischen an der Wurzel oder unter einer Füllung oder Krone ungestört vermehren und von dort aus in den Körper eindringen. Sie verbreiten sich über den Blut- und Lymphweg, ohne dass die Person zunächst Beschwerden hat. Außerdem stellen auch modernste Röntgenverfahren einen Defekt im Zahn oder Knochen erst dar, wenn bereits 40 Prozent der Substanz geschädigt sind.

Eine Entzündung im Zahnnerv kann ein Zahnarzt nie auf einer Röntgenaufnahme sehen.

Überdies kam bei Mia hinzu, dass bei ihr schon die Angst vor der Blasenentzündung einen immensen Stress verursachte. Stress aber ist für unseren Körper hochproblematisch. Das Gute ist allerdings, dass wir mit einem anderen Lebenswandel auch sehr viel zu unserer Gesundheit beitragen können.

Info

VOR EINER GRÖSSEREN OPERATION IMMER ZUM ZAHNARZT!

Da viele Zähne leise und ohne Symptome absterben, bemerken Patienten das Problem gar nicht. Möglicherweise spüren sie an einem völlig anderen Ort Symptome, bringen diese jedoch nicht mit dem Herd in Verbindung.

Da Mediziner anderer Fachbereiche diese Problematik kennen und wissen, dass solche Zähne sehr viele Probleme bei der Wundheilung und sogar Komplikationen während eines chirurgischen Eingriffs verursachen können, möchten sie zuvor alle Zahnherde beseitigt wissen. Deswegen ist es ein ärztlicher Rat, vor einer größeren Operation zum Zahnarzt zu gehen. Das vordringliche Ziel einer zahnärztlichen Begleitbehandlung ist stets die Entlastung des Immunsystems. Zahnherde können sowohl Bakterien und Bakteriengift über die Blutbahn in den Körper ausschwemmen als auch eine Energieblockade darstellen.

Selbstverantwortlich für die Gesundheit sorgen

Als Erstes halte ich es für ganz elementar, dass Sie sich bewusst machen, dass kein Arzt dafür da ist, Sie gesund zu halten. Dafür sind Sie selbst verantwortlich. Ihre Gesundheit beginnt in Ihrem Kopf und Ihre Art zu leben ist entscheidend dafür, wie es Ihnen geht. In dem Augenblick, in dem wir zur Ruhe kommen, können unsere Körperzellen besser miteinander kommunizieren.

> *Deine Gesundheit machst du selbst. Deine Gesundheit beginnt in deinem Kopf.*

Stress als Gegenteil einer Lösung

Wenn wir von A nach B hetzen, sind wir mit Adrenalin vollgepumpt und in einem Überlebensmodus. In diesem Überlebensmodus laufen keine Regenerationsprozesse ab, sondern der Körper schaut nur, dass wir genügend schnelle Energie haben, um zur Not flüchten zu können. Denn für eine schnelle Flucht ist dieser Modus gemacht.

Wenn wir »im Stress« sind, hat der Körper keine Kapazitäten frei, um den Darm mit genügend Blut zu versorgen, damit dieser seiner Arbeit, der Verdauung, gut nachkommen kann. Die Energie wird an anderer Stelle gebraucht. Für eine kurze, überschaubare Zeit ist das auch in Ordnung und zweckdienlich. Hält diese Phase jedoch länger an, bekommen wir Verdauungsprobleme. Das können leichte Bauchschmerzen, Blähungen und Aufstoßen, aber auch schwerwiegende Erkrankungen wie die Bildung von Tumoren sein. Die Zahl der Menschen, die in Europa und Amerika an Darmkrebs erkranken, steigt jedes Jahr.

Wenn der Darm seiner Arbeit nicht nachkommt, bedeutet das für unseren Körper aber auch: Er bekommt zu wenig Nährstoffe (mehr dazu auf Seite 70). Die paradoxe Folge ist: Trotz einem Übermaß an Nahrung sind viele von uns unterversorgt.

Umgekehrt gilt: Während Körper und Geist zur Ruhe kommen, können die Körperzellen viel effektiver miteinander kommunizieren. Der Stoff- und Informationsaustausch zwischen den einzelnen Zellen funktioniert viel besser. Vor allem die positive Wirkung von Meditation auf den gesamten Körper ist bereits vielfach untersucht und bewiesen worden. Insofern können wir alle über Meditation sehr viel für unsere Gesundheit tun – ich selbst kann dies aus eigener Erfahrung bestätigen.

Das Innehalten ins Leben bringen

Tatsächlich muss nicht jeder gleich dazu übergehen und zwanghaft 30 oder gar 60 Minuten meditieren. Ich empfehle, mehrmals am Tag für eine Minute innezuhalten. Ich nenne das liebevoll »Adlermeditation«. Die Adlermeditation finden Sie auf Seite 92.

Nach einer solchen kurzen Minimeditation, in der wir uns mit uns selbst verbunden haben, sind wir viel besser in der Lage, die Aufgaben des Alltags zu bewältigen. Wir kennen alle den Spruch: »Ich bin hier auf der Arbeit, nicht auf der Flucht.« Dieser einfache Spruch enthält viel Wahrheit und sagt viel über uns Menschen aus.

Die »10 × 10«-Regel

Ein Zenmeister verriet mir einmal seine »10 × 10«-Regel, die ich Ihnen nicht vorenthalten möchte: Schließen Sie zehnmal am Tag für zehn Sekunden die Augen und atmen Sie tief durch. Sie gelangen so zu mehr Ruhe und einer tieferen Kommunikation mit sich selbst. Diese zehn Sekunden können Sie sich überall nehmen: im Fahrstuhl, in der U-Bahn, im Wartezimmer eines Arztes …

Die passende Arbeit finden

Stress hat sehr oft mit der Arbeit zu tun. Deswegen sollte man sich in diesem Zusammenhang auch die Frag stellen: Was bedeutet eigentlich »Arbeit« für mich? Es gibt viele Definitionen. Für den einen ist das ein emotionsloses Thema, für ihn ist Arbeit ein Job,

Info

EIN GROSSES PROBLEM – DIE LEERE NACH DER ERWERBSARBEIT

Die meisten Menschen werden nach ihrer Arbeitsphase krank. Viele werden schon in den Monaten davor krank, weil sie sich Gedanken machen, was sie in ihrer Rente tun sollen. Sie fühlen sich nutzlos. Ich beobachte dies häufig in meiner Praxis. Menschen jedoch, die bis ins hohe Alter einer Aufgabe nachgehen, werden seltener krank. Ihre Regulationsmechanismen funktionieren viel besser.

der ihn ernährt. Für einen anderen ist das ein negatives Thema, Arbeit setzt er mit Zwang und Druck gleich – schon mit Unbehagen geht er hin und lebt eigentlich nur von Wochenende zu Wochenende. Diese Menschen haben sicherlich eine viel schlechtere Ausgangsbasis für regulative Vorgänge in ihrem Körper als diejenigen, für die Arbeit Spaß und Erfüllung bedeuten. Denn Arbeit kann natürlich genau dies bringen. Daher lautet mein elementarer und größter Tipp: Finden Sie die »Arbeit«, die so zu Ihnen passt, dass sie sich nicht wie Arbeit anfühlt. Es lohnt sich, danach zu suchen, in sich zu gehen und sich mit sich selbst zu beschäftigen.

Auch wenn Sie diese Arbeit erst mit 50 Jahren finden, lohnt es sich immer noch. Denn Sie werden dieser Aufgabe noch Jahrzehnte nachgehen können. Sie brauchen keine Rente und Nichtstun. Sie brauchen auch im Alter eine Aufgabe, die Sie ausfüllt.

Auf eine basische Ernährung achten

Chemische Prozesse benötigen ein spezielles Milieu, damit sie ablaufen können. Es ist wie bei den Pflanzen. Der Waldboden benötigt eine gewisse Zusammensetzung, damit die entsprechende Flora und Fauna darauf wachsen kann. Ist der Boden zu sauer, kommt es zu Wachstumsstörungen und zum Ausbleiben bestimmter Pflanzenarten. Unserem Körper geht es nicht anders: Ist er zu sauer, sind Energiegewinnung und Zellkommunikation gestört. Im besten Fall bedeutet es für uns, dass Prozesse verzögert stattfinden, im schlimmsten Fall ist eine Fehlregulation damit verknüpft.

Für viele Erkrankungen in unserem Körper hat die Schulmedizin keine ausreichende Erklärung. Sie werden jedoch häufig mit einer übersäuerten Stoffwechsellage in Verbindung gebracht. Denn unsere Lebensführung und die übliche Ernährung führen meist zu einer Verschiebung des Stoffwechsels. Den Säure-Basen-Haushalt ins Gleichgewicht zu bringen ist wichtig für die gesamte Gesundheit.

Ursachen einer Übersäuerung des Körpers:

- Zu viel Salz
- Zu viel Zucker
- Alkohol
- Wenig Wasserzufuhr
- Fertignahrung beziehungsweise verarbeitete Nahrungsmittel
- Ballaststoffmangel
- Darmprobleme
- Hektik, Stress und Ärger
- Depressionen
- Langes Sitzen
- Fehlender sportlicher Ausgleich

Zusammengefasst kann gesagt werden: Es ist unsere Lebensführung, die zu einer Übersäuerung unseres Körpers führt.

Info

WAS IST EINE FEHLREGULATION?

Eine Fehlregulation ist eine Fehlsteuerung. Bei einem Auto geht irgendwann, wenn das gesamte Öl aufgebraucht ist, der Motor kaputt und so ähnlich ist das in unseren Zellen auch.

Die Bedeutung des Säure-Basen-Haushalts

Die Aussage des Hippokrates (siehe rechts) halte ich für ganz wichtig – denn Krankheiten kommen nicht von sofort auf gleich, sie kündigen sich an und haben oft sehr viel mit unserem Säure-Basen-Haushalt zu tun.

> *»Krankheiten befallen uns nicht aus heiterem Himmel, sondern entwickeln sich aus täglichen Sünden wider die Natur. Wenn sich diese gehäuft haben, brechen sie unversehens hervor.«*
>
> *Hippokrates*

Daher lautet meine dringende Empfehlung an Sie: Achten Sie bitte bei der Ernährung auf Ihren Säure-Base-Haushalt! Nein, dabei handelt es sich nicht um eine moderne Diät. Es ist auch kein Trend. Die Säure-Basen-Balance in unserem Körper zu halten sichert unsere Gesundheit und unser Überleben. Alle chemischen Prozesse in unserem Körper laufen nur in einem bestimmten Milieu ab. Damit alle Prozesse reibungslos funktionieren, sollten wir genügend Flüssigkeit zu uns nehmen. Die Flüssigkeit, die unser Körper benötigt, ist Wasser. Am besten sind zwei bis drei Liter stilles, zimmerwarmes Wasser ohne Zusätze. Wasser allein reicht jedoch nicht aus. Für die Prozesse, die in unseren Zellen ablaufen, ist überdies ein bestimmter pH-Wert notwendig. Ändert sich dieser pH-Wert, kommt es unweigerlich zu einer Störung der Prozesse im Körper – entweder zum Guten oder zum Negativen hin.

Zeichen und Signale des Körpers bei einer chronischen leichten Übersäuerung:

- Chronische Müdigkeit
- Chronische Reizbarkeit

- Schlafprobleme
- Magenbeschwerden
- Sodbrennen
- Verdauungsprobleme
- Kopfschmerzen
- Muskelverspannungen
- Verschiedene Hautbeschwerden
- Brüchige Nägel
- Zahnfleischprobleme

Die Auflistung oben ist ein kleiner Auszug der Beschwerdebilder, die entstehen können, wenn der Körper über einen längeren Zeitraum zu sauer ist. Aber sie sind keineswegs die einzigen auftretenden Probleme. Es lohnt sich vielfach, auf den Säure-Basen-Haushalt zu achten. Typische saure Lebensmittel sind Alkohol, Kaffee, Zucker und Fast Food. Nikotin wirkt ebenfalls sauer – dieses wie auch die sauren Lebensmittel gilt es zu vermeiden.

Zehn Tipps für einen gesunden Säure-Basen-Haushalt

Natürlich spielt die Nahrung eine elementare Rolle. Jedoch machen die Nahrungsmittel allein noch keine gute Säure-Basen-Balance. Es gehört auch eine entsprechende Lebensweise dazu.

1. Nehmen Sie sich auf jeden Fall Zeit für Ihr Essen. Während Sie essen, sollten Smartphone und Fernseher ausgeschaltet bleiben. Sie sollten sich in Ruhe hinsetzen und gründlich kauen.
2. Die größte Mahlzeit sollte mittags eingenommen werden. Zu dieser Zeit ist die Verdauungsenergie am höchsten.
3. Besser ist, wenn Sie nicht direkt zu den Mahlzeiten trinken, sondern davor. Dann kommt es nicht zu einer Verdünnung der Magensäure und die Verdauung kann nach dem Essen »ungebremst« stattfinden.
4. Sie sollten sich täglich moderat bewegen.

5. Ihre Mahlzeiten sollten frisch zubereitet sein und aus viel Gemüse bestehen.
6. Gedünstetes Gemüse ist besser verträglich als Rohkost.
7. Trinken Sie zwei bis drei Liter Wasser am Tag.
8. Sehr gut ist es, morgens nach dem Aufstehen einen halben Liter warmes Wasser zu trinken. Je nach Gemütszustand können Sie dieses pur, mit Ingwer, Kurkuma, Zitrone und Honig trinken. In meinen Augen bewirkt es Wunder. Allein die Zubereitung am Morgen nach dem Aufstehen führt zu einer Entschleunigung des Tages. Schön, wenn Sie im Anschluss noch etwas Zeit für eine kleine Meditation einplanen können.
9. Planen Sie genügend Zeit für Freunde und Familie, aber auch für sich selbst ein. Wenn Sie sich um sich selbst kümmern, dann tun Sie es für Ihre Lieben mit.
10. Tun Sie sich Gutes, aber ohne dabei Gifte wie Alkohol einzusetzen.

Was bedeutet es, sich basisch zu ernähren?

Leider sind wir es gewöhnt, stark denaturierte Kost zu uns zu nehmen. Daher macht es Sinn, dass wir uns einfach vor Augen führen, was wir so in unseren Mund und Körper hineinstopfen.

- Ihre Nahrung sollte hauptsächlich aus gedünstetem Gemüse, Rohkost und Obst bestehen.
- Meiden Sie Genussgifte: Alkohol, Zucker, Nikotin, kohlensäurehaltige Getränke.
- Sehr gut ist mediterrane Kost. Dies gilt ebenso für Gemüse, das im Wok gegart wurde.
- Nahrungsmittel wie Eier, Käse, Fleisch und Getreide sollten nur 20 Prozent der Gesamtnahrung ausmachen.
- Sparen Sie an Salz.
- Sehr zu empfehlen ist ein regelmäßiger Fastentag pro Woche. Oder machen Sie gerne auch einmal ganze Fastenkuren zur Entschlackung und Entgiftung des Darms.

- Eine weitere Empfehlung: Essen Sie regelmäßig Sprossen (zum Beispiel Sprossen von Kresse, Linsen, Rettich und Mungbohnen).
- Natürlich dürfen Sie auch mal sündigen. Es sollte jedoch die Ausnahme bleiben. Wer täglich am Morgen erst einmal beim Bäcker einen Kaffe to go und Croissants holt, nimmt definitiv zu viele Säuren zu sich.

Zu viel Zucker, zu wenig Natur

Obwohl wir heute eine unfassbar große Auswahl an Nahrungsmitteln haben, ist es gar nicht so einfach, sich gesund zu ernähren. Ungesunde Nahrungsmittel zu meiden, ist weitaus schwieriger als zumeist gedacht. Die meisten Nahrungsmittel, die auf unseren Teller kommen, sind denaturiert, wurden also stark behandelt und haben mit ihrer eigentlichen Natur wenig zu tun. Oft ist uns gar nicht klar, was wir eigentlich essen. Zucker, schnell gezogenes Getreide, industriell verarbeitete Milchprodukte und industriell verarbeitete Öle schaden unserer Gesundheit und beeinflussen unser Immunsystem negativ.

Viele Patienten, die zu mir in die Praxis kommen, behaupten von sich, gar nicht viel Zucker zu essen. Im Grunde jedoch sind wir vom Zucker umgeben. Zucker befindet sich in fast allen verarbeiteten Lebensmitteln. Nach neuesten Untersuchungen nehmen wir im Schnitt täglich rund 24 Teelöffel Zucker zu uns. Ich finde, das ist eine unfassbar große Menge. Nicht verwunderlich, dass wir eine Erkrankung wie Karies nicht ausmerzen können. Zucker steht als Suchtmacher, Krank- und Dickmacher ganz oben auf der Liste der ungesunden Lebensmittel. Es ist wirklich schade, dass wir diesem Stoff so wenig widerstehen können. Zucker ist nicht nur der Stoff, den unsere Kariesbakterien benötigen, auch unser Gehirn ist süchtig danach.

Zucker ist kein Grundnahrungsmittel.

Verzichten können wir auf Zucker zwar nicht, denn er ist der größte Energielieferant des Körpers. Aber industriell gefertigten

Zucker braucht er dafür nicht, sein Favorit ist die Glukose, die der Körper selbst aus Brot, Kartoffeln und Getreide gewinnen kann.

Die größten Irrtümer über Zucker

Tatsächlich gibt es viele Dogmen über Zucker, die sich hartnäckig halten, wie zum Beispiel, dass brauner Zucker und Fruchtzucker gesünder sind als weißer und Honig etwas ganz besonders Gutes ist. Ich habe diese Mythen einer Prüfung unterzogen.

Ist brauner Zucker gesünder als weißer?

Brauner Zucker sieht natürlicher aus, ist jedoch nicht gesünder. Es gibt drei Sorten braunen Zuckers: Braunzucker, Vollzucker und Vollrohrzucker. Der Braunzucker ist mit Sirup braun gefärbt, ist also in Wirklichkeit unser weißer Zucker. Vollzucker ist nicht verarbeiteter Zucker aus Zuckerrüben und der Vollrohrzucker wird aus Zuckerrohr hergestellt. Vollzucker und Vollrohrzucker enthalten einige Mineralstoffe, aber deswegen sind sie noch lange nicht gesund oder notwendig.

Ist Honig gesünder als Zucker?

Je nach Sorte enthält Honig Spuren von Vitaminen, Mineralstoffen und Enzymen, aber zu 80 Prozent besteht er aus verschiedenen Zuckerarten. Es handelt sich demnach eigentlich nur um eine übersättigte Zuckerlösung. Wir brauchen Honig also nicht. Für Kleinkinder kann er sogar gefährlich werden, weil die Darmflora noch nicht stabil ist und er als Naturprodukt auch Bakterien enthalten kann.

Zucker ist der beste Energielieferant

Nein, Zucker ist nicht der beste Energielieferant. Fett hat einen doppelt so hohen Energiewert wie Zucker. Ein Gramm Fett enthält neun Kilokalorien. Ein Gramm Zucker nur vier. Weil es aber auf Qualität statt auf Quantität ankommt, ist der beste Energielieferant ausgewogenes Essen.

Zucker ist ein Vitamin- und Calciumräuber

Auch die Annahme, dass Zucker Vitamine und Calcium raubt, stimmt nicht. Die Annahme kommt daher, dass der Körper zum Verdauen von Zucker Vitamin B1 braucht. Aber dieses Vitamin braucht unser Körper auch zum Verdauen von Kohlenhydraten.

Macht Traubenzucker fit?

Traubenzucker steigert die Konzentration und macht munter. Dieser Effekt ist jedoch von kurzer Dauer. Der Körper schüttet dann nämlich Insulin aus und infolgedessen sinkt der Blutzuckerspiegel rapide ab, kurz nachdem er gestiegen ist. Als Folge fühlt man sich noch schlapper als vorher.

Ist Fruchtzucker gesünder als Haushaltszucker?

Obst enthält Fruktose, also Fruchtzucker. Fruchtzucker enthält genauso viele Kilokalorien wie weißer Zucker. Aber: Fruchtzucker wird von unserem Körper nicht so gut verwertet wie Glukose. Eine erhöhte Fruktoseaufnahme wirkt sich ungünstig auf den Stoffwechsel aus und fördert Übergewicht und Diabetes. Da Fruktose vom Körper nicht so gut aufgenommen wird, wird sie in der Leber rasch in Fett umgewandelt. Ein Großteil dieses Fettes gelangt dann wieder ins Blut und führt zu erhöhten Cholesterinwerten oder wandert in die Fettdepots. Schon im Darm wird Fruktose unterschiedlich schnell resorbiert, sodass viele Menschen unter Fruktoseintoleranz leiden.

Fruchtzucker ist nicht gesünder als anderer Zucker – eher im Gegenteil.

Fruktose fehlt zudem das Hormon Leptin, das für das Sättigungsgefühl verantwortlich ist. Ein übermäßiger Fruktosekonsum führt daher zu einer Leptinresistenz, was bedeutet, dass die Signalübertragung des Sättigungsgefühls nicht mehr funktioniert.

Fruktose macht demnach auf drei Arten dick:

1. Sie wird direkt in Fett umgewandelt.
2. Sie verhindert die Fettverbrennung.
3. Sie blockiert das Sättigungsgefühl.

Info

NOCH ETWAS WICHTIGES ÜBER FRUKTOSE

Reine Fruktose ist doppelt so süß wie Glukose und zudem preisgünstiger. Daher werden viele Lebensmittel mit Fruktose angereichert. Besondere Vorsicht ist hier bei gesüßten Getränken und sogenanntem Functional Food (wie Wellnessdrinks etc.) geboten. Der Fruktosegehalt in Fruchtsäften ist deutlich höher und schlimmer für den Körper als der in frischem Obst, denn den Fruchtsäften fehlen die Ballaststoffe. Überdies lohnt es sich auch bei Fertignahrung, achtsam zu sein.

Bedeutet »zuckerfrei« wirklich ohne Zucker?

Leider bedeutet zuckerfrei nicht, dass kein Zucker enthalten ist. Zuckerfreie Lebensmittel haben einen Zuckergehalt, der unter 0,5 Gramm pro 100 Gramm liegt.

Ernährt man sich mit einem Smoothie gesund?

Leider sind Smoothies keineswegs gesund. Zwar sind die cremigen Smoothies aus viel frischem Obst und Gemüse die reinsten Vitaminbomben. Doch neben vielen wichtigen Vitaminen und Nährstoffen enthalten sie auch viel Zucker, oft 13 Gramm Zucker pro 100 Gramm – das ist mehr Zucker als in Cola! Weiterhin ist der enthaltene Zucker eben Fruchtzucker. Wenn Sie einen Smoothie genießen möchten, dann seien Sie sich dieser Kalorien bewusst und genießen Sie ihn nur gelegentlich. Sehen Sie ihn dabei als Mahlzeit an.

Sind Quetschies ein guter Obstersatz?

Quetschies sind Fruchtmus aus dem Quetschbeutel. Quetschies sollen einen Obstersatz für Kinder darstellen, sozusagen sauberes Obst zum Mitnehmen.

Ich kann von Quetschies nur abraten: Das Obstpüree in den Plastikbeuteln ist nicht frisch, zudem ist dem Püree viel Zucker zugesetzt. Weiterhin wird darin Obst ohne Schale verwertet, was bedeutet, dass viele Vitamine und Nährstoffe fehlen. Dafür enthalten Quetschies neben dem Zucker viele künstliche Zusatzstoffe.

Der Obstbrei wird aus dem Beutel genuckelt. Dies bedeutet eine zusätzliche Gefahr für die Zähne, die dem Zucker über einen längeren Zeitraum viel direkter ausgesetzt sind als beim Löffeln. Selbst wenn das Püree nicht zusätzlich gesüßt ist, enthält es doch sehr viel Fruchtzucker. So können in einem Quetschie rund zwölf Gramm Zucker stecken, das sind vier Stück Würfelzucker.

Wenn wir Zucker als Luxus ansehen und ihn uns bewusst und in Maßen gönnen, gehen wir einen besseren Weg und leben vor allem gesünder.

Ein weiteres Problem ist der Zusatz von Vitamin C. Das Vitamin C soll das Obst vor der Oxidation schützen, greift jedoch die Zähne noch mehr an.

Und schließlich gilt für Quetschies, dass die Verpackung nicht gerade umweltfreundlich ist, und teuer sind sie auch.

Tipps für ein zahngesundes Verhalten

Ein zahngesundes Verhalten schützt nicht nur die Zähne, sondern fördert die gesamte Gesundheit. Nachfolgend möchte ich einige Tipps geben, die sicherlich nicht vollständig, jedoch sehr wirkungsvoll sind:

Diese Lebensmittel sollten Sie mit Bedacht zu sich nehmen, weil sie sehr viel Säure und Zucker enthalten:

- Zitronen
- Orangen
- Äpfel
- Ananas
- Smoothies
- Quetschies
- Limonaden

Bitte warten Sie mit dem Zähneputzen mindestens 30 Minuten, wenn Sie diese Lebensmittel gegessen haben.

Folgende Lebensmittel unterstützen Ihre Zahngesundheit, da sie viele Vitamine enthalten und freie Radikale auffangen:

- Vollkornprodukte
- Mandeln
- Erdnüsse
- Fisch
- Parmesankäse
- Kakao
- Käse
- Erdbeeren
- Johannisbeeren
- Spinat
- Petersilie
- Paprika
- Sonnenblumenkerne

Info

WORAUF MÜSSEN SPEZIELL RAUCHER ACHTEN?

Raucher benötigen im Schnitt etwa 30 Prozent mehr Vitamin C. Es bindet die freien Radikale im Körper. Da die Durchblutung bei Rauchern stark herabgesetzt ist, haben sie dementsprechend mehr freie Radikale. Raucher haben eine weitaus höhere Gefahr für Parodontose und somit Zahnverlust, nur merken sie das lange Zeit nicht, weil die typischen Zeichen – Rötung, Schwellung und Blutung – ausbleiben.

Ganzheitlicher Therapieansatz für Parodontitispatienten

Eine Parodontitis dauerhaft zu heilen bedarf eines ganzheitlichen Ansatzes. Als Erstes ist es wichtig, sich der Zusammenhänge im Körper bewusst zu werden. Weiterhin ist es von großer Bedeutung darzustellen, welche Wechselwirkungen zwischen Lebenseinflüssen, Ernährung, Genussgiften, Stress, Sorgen, Ängsten, Umweltbelastungen, Verdauungsproblemen und Gesundheit bestehen. Es geht darum, eine eventuell vorhandene Übersäuerung im Körper zu neutralisieren, den Darm als wichtigstes Immunorgan zu entgiften und die Leber als wichtigstes Entgiftungsorgan zu sanieren. Um dies zu erreichen, ist eine besondere Lebenseinstellung notwendig. Möglicherweise stellt es für den einen oder anderen eine Lebensaufgabe dar, diese Einstellung zu erreichen. Ich kann in diesem Zusammenhang nur einige Tipps und Anstöße geben, die für dieses Thema sensibilisieren sollen.

Stressabbau

- Achten Sie auf eine ausgewogene Lebensweise.
- Suchen Sie stets den Dialog zu Ihrem Innersten, Ihrem Kern. Hören Sie auf Ihr Bauchgefühl.
- Tun Sie nur das, wohinter Sie auch stehen, und handeln Sie nicht nur, um jemandem einen Gefallen zu tun oder um jemandem zu gefallen.

Ernährung

- Achten Sie auf hochwertiges Trinkwasser ohne künstliche Zusätze.
- Meiden Sie Genussgifte wie Nikotin, Alkohol, Koffein und Zucker.
- Versuchen Sie sich möglichst vollwertig zu ernähren.

Entsäuerung

- Führen Sie Ihrem Körper gleich nach dem Aufstehen warmes Wasser zu, am besten einen Liter.

- Achten Sie insgesamt auf genügend Flüssigkeitszufuhr (zwei bis drei Liter am Tag).
- Trinken Sie nicht während der Mahlzeiten. Besser ist es eine halbe Stunde vor und dann wieder eine Stunde nach einer Mahlzeit zu trinken. Dann wird die Magensäure nicht unnötig verdünnt.
- Achten Sie auf genügend Bewegung.
- Ruhe und Meditation (siehe Seite 92) sind wichtig für die Regeneration.
- Atemübungen (siehe Seite 143) beugen nicht nur Verdauungsproblemen, sondern auch Muskelverspannungen vor.
- Jährliche Fasten- und Darmkuren bringen den Stoffwechsel und das Immunsystem in Schwung.

Sinnvolle Nahrungsergänzungsmittel

- Vitamin C: Radikalfänger und Antioxidans
- Vitamin D: optimiert den Calciumstoffwechsel und das Immunsystem
- Vitamin Q 10: stimuliert die Mitochondrien (die Kraftwerke der Zellen)
- Zink: Antioxidans, aktiviert das Immunsystem

Meditation – warum und wie sie wirkt

Es ist eine wissenschaftliche Tatsache, dass, egal wie fest uns Materie erscheinen mag, sie im Wesentlichen aus Energie und Informationen besteht. Zusätzlich sind die subatomaren Partikel mal hier und mal dort. Sie bewegen sich ständig. Doch wenn wir etwas fokussieren, dann sehen wir es.

Und was noch spannender ist: Über unseren Geist können wir Einfluss auf die Materie nehmen. Eigentlich ist uns das klar und immer klar gewesen. Nur haben wir es zwischenzeitlich vergessen. Wie war es früher, als wir ein kleines Kind waren und ein Eis von unserer Mama haben wollten? Wir haben es uns vorgestellt, förmlich geschmeckt und unserer Mutter so lange in den Ohren gelegen, bis wir es schließlich bekommen haben.

Eigentlich ist immer alles da. Wir sehen jedoch nur das, worauf unsere Aufmerksamkeit gerade gerichtet ist.

Daraus können wir für unser Leben viel lernen: Gesundheit und Glück brauchen Aufmerksamkeit. Wir sagen auch gerne Achtsamkeit dazu. Wenn ich mir Zeit nehme, das Gute und Gesunde zu sehen, bleibt es da oder kommt bald wieder.

Die Bedeutung unbewusster Gedanken und Gefühle

Ein Hauptgrundsatz der Quantenphysik lautet: »Geist und Materie sind nicht voneinander getrennt.« Das bedeutet, dass unsere bewussten und – Achtung – ebenso unsere unbewussten Gedanken und Gefühle unser Schicksal lenken.

Das Gehirn und der Körper können nicht zwischen tatsächlich Erlebtem und nur Gedachtem unterscheiden. Für das Gehirn ist es das Gleiche – das Gehirn und auch der Körper glauben, sie würden die Erfahrung tatsächlich erleben. Das Ergebnis ist, dass durch unsere Gedanken im Gehirn bestimmte Botenstoffe ausgesendet werden, die zu bestimmten Zellaktivitäten führen.

Genau dieser Prozess wird angeregt, wenn wir etwas visualisieren, wenn wir uns voller Gefühl und bildhaft etwas vorstellen, es quasi anfassen können, weil es für uns schon da ist. Eine schöne und kurze Mediationsübung, in der man visualisiert, ist die Adlermeditation.

Die Adlermeditation

Für die Adlermeditation schlüpfen Sie in die Rolle eines Adlers, der über den Dingen schwebt, ganz ruhig und mit weit ausgebreiteten Flügeln. Wenn Sie sich im Alltag immer wieder für kurze Zeit vorstellen, Sie seien ein Adler, dann gibt Ihnen das Energie und Ruhe – diese Meditation ist eine kraftspendende Visualisierung.

Für die Adlermeditation schließen Sie die Augen, atmen tief ein und aus und stellen sich im Geiste vor, wie Sie Ihre Flügel ausbreiten und durch die Lüfte fliegen. Wenn Sie das einige Male am Tag praktizieren, merken Sie, wie viel ruhiger und energiegeladener Sie werden.

Info

DIE WIRKUNG VON DOPAMIN

Der Botenstoff Dopamin wirkt aktivierend und stimulierend. Er wird ausgelöst, wenn wir Freude – auch Vorfreude – empfinden und wenn wir belohnt werden, auch von uns selbst. Eine erhöhte Dopaminausschüttung bewirkt weiterhin die Ausschüttung von Opiaten. Dies sind körpereigene Rauschmittel, die euphorisch stimmen und den Schmerz unterdrücken. Sie schalten die Angst aus.

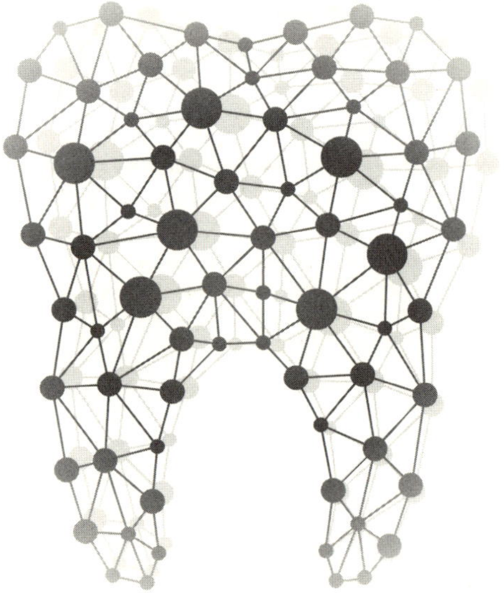

3

CMD – EIN UNGLEICHGEWICHT IM SYSTEM

Unsere Mundhöhle ist ein sehr sinnlicher Ort. Denken Sie an den Genuss, den wir mit unserem Mundraum erleben können! Manchmal findet in unserem Mund aber auch etwas ganz anderes statt – es werden Aggressionen abgebaut, vornehmlich nachts. Ganz nach dem Motto: Das höchste Glück und das höchste Leid liegen ganz nahe beieinander. Was ich hier meine? Beispielsweise das, was gemeinhin als Zähneknirschen oder Zähnepressen bezeichnet wird.

Vielfältige Erscheinungsformen der CMD

CMD steht für Craniomandibuläre Dysfunktion, bezeichnet wird damit eine Fehlfunktion des ganzen Kausystems. Das Kausystem besteht aus dem Kopf, an dem der Oberkiefer verankert ist, dem Unterkiefer, der Wirbelsäule, der Muskulatur und den Zähnen. Und tatsächlich wird eine Störung jeglicher Art in diesem System CMD genannt. Insofern gibt es hier also noch keine Informationen, welche Strukturen betroffen sind. Eine CMD kann in ganz verschiedenen Ausprägungen auftreten – die Zahngeschichten und -schicksale, die in diesem Kapitel zu finden sind, geben Einblick, wie CMD das Leben von Menschen belasten kann.

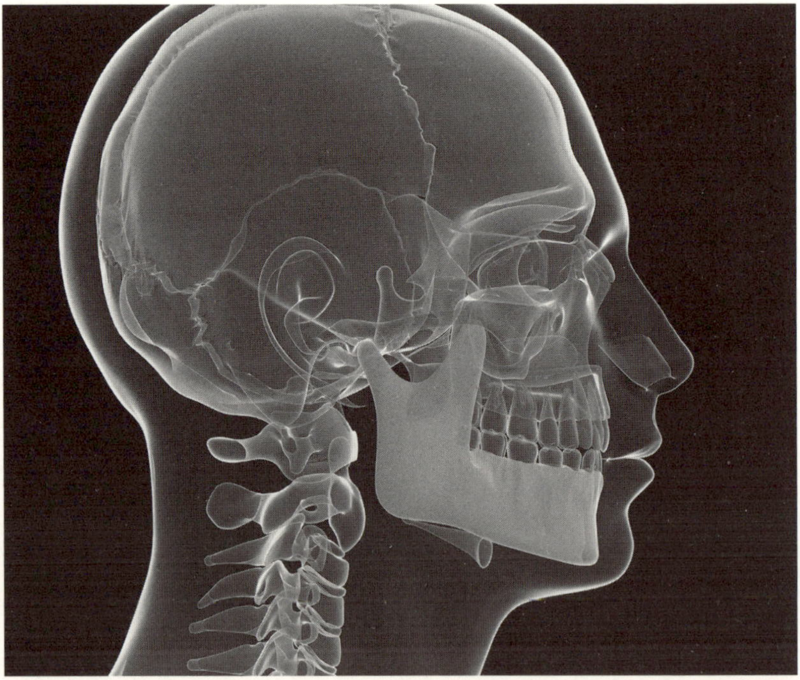

Das Kausystem besteht aus Oberkiefer und Unterkiefer, dazu kommen noch Wirbelsäule, Muskulatur und Zähne.

Arnika (17) kann sich nicht konzentrieren – ausgerechnet vor dem Abitur

Arnika freut sich darauf, endlich die Schule zu beenden. Jahrelang hat sie auf diesen Moment hingearbeitet – die Abifeier. Seit Monaten werden in der Schule die Vorbereitungen dafür getroffen. Ihre Eltern und Verwandten haben bereits die Karten für den Ball gekauft. Bei den Mädchen gibt es eine WhatsApp-Gruppe, in der sie ihre Kleider präsentieren. Es ist allen wichtig, dass jedes Kleid auf der Abifeier nur einmal vertreten ist. Kauft ein Mädchen ein Kleid, postet es sofort ein Foto davon in die Gruppe.

Überhaupt ist es eine so spannende Zeit für Arnika. Jedes Wochenende wird mindestens eine Person aus ihrem Jahrgang 18 Jahre alt. Es wird oft gefeiert, obwohl das ziemlich ungünstig ist, jetzt, da sie alle lernen müssen – aber irgendwie kriegen sie es alle hin. Außerdem muss Arnika immer an Marko denken. In Marko ist sie sehr verliebt. Wie gern wäre sie mit ihm zusammen. Aber Marko hat keine Augen für sie. Er denkt nur an seinen Sport und sieht sie gar nicht. Was soll sie nur tun?

Ach, und dann gibt es ja auch noch die Zeit nach dem Abitur: »Wie soll es weitergehen nach der Schulzeit?«, fragen die Verwandten. Arnika kann die Frage nicht mehr hören. Jeder erwartet tolle Pläne. Aber Arnika kann diese nicht liefern. Sie weiß gar nicht, wie es dann weitergehen soll. Obwohl – ja, sie möchte wirklich gerne Medizin studieren. Aber dafür braucht sie ein richtig gutes Abi. Der Numerus clausus liegt im Augenblick bei 1,2. Wer, bitteschön, soll das schaffen? Und damit sind wir nun am Kern ihres Dilemmas. Arnika hat Stress, viel Stress, Leistungsstress.

Das Schlimmste ist: Sie kann sich gar nicht mehr richtig konzentrieren. Sie hat Kopfschmerzen und Nackenschmerzen. Ihr Nacken tut ihr bereits weh, wenn sie am Morgen aufsteht. Den Mund kann sie kaum noch aufmachen, so verspannt ist ihre Muskulatur. Irgendwas schnürt ihr die Kehle zu.

Auf ihrem Schreibtischstuhl kann sie kaum noch sitzen. Ihre Mutter hat ihr einen Sitzball mitgebracht – vielleicht geht es damit besser. Wenn sie doch wenigsten schlafen könnte. Doch nachts wacht sie auf und hat Kopf- und Nackenschmerzen. Manchmal tun ihr sogar Zähne weh. Aus Angst, sie könnte Löcher in den Zähnen haben, ist sie schon zum Zahnarzt gegangen. Zum Glück konnte dieser nichts feststellen. Er war mit ihren Zähnen sehr zufrieden. Auch die Weisheitszähne haben genug Platz. Woher kommen denn dann die Zahnschmerzen? Arnika ist verzweifelt. Manchmal befürchtet sie, sie habe einen Tumor. Auch ihre Mutter hat daran gedacht und sie deswegen zur Computertomographie und zur Magnetresonanztomographie geschleppt, zum Orthopäden und Neurologen. Keiner konnte die Ursache für ihre Beschwerden finden.
Nun soll sie sich also damit abfinden und für das Abitur lernen. Ihre Mutter kauft immer wieder neue Schmerztabletten ein, gibt ihr Nackenmassagen und einen warmen Tee. Das ist alles sehr schön, aber Arnika hat Angst, dass sie diese Beschwerden für immer hat. Wie soll sie dann noch studieren?

Hintergrundinformationen zu Arnikas Fall

Bei Arnika treten viele Symptome auf, Kopfschmerzen, Zahnschmerzen, Konzentrationsprobleme und andere. Im Vordergrund stehen die Muskelverspannungen, die sogenannte Myopathie. Wenn Arnika konzentriert lernt, presst sie ihre Kiefer aufeinander. Dadurch verspannt zunächst die Kaumuskulatur, in der Folge kommt es aber auch zu Verspannungen der Nackenmuskulatur.

Da Arnika in der Lernphase zu wenig sportlichen Ausgleich hat, bleiben die Verspannungen längere Zeit bestehen und sorgen wiederum für weitere Muskelverspannungen.

Während des festen Zusammenpressens und auch Zusammenbeißens werden die Zähne viel zu stark beansprucht. So kommt es, dass immer wieder einzelne Zähne Schmerzen verursachen. Manchmal tut ihr die gesamte Zahnreihe weh, dann wieder nur ein einzelner Zahn.

Therapie – das kann Arnika selbst tun

Sehr wichtig ist, dass Arnika etwas zur Entspannung des Kiefers tut. Wenn sie mit den Kiefern fest presst, drückt sie die Zähne aufeinander und die Zunge gegen die Zahnreihen.

Zum Entspannen des Kieferbereichs ist es sinnvoll, genau das Gegenteil zu tun, was bei der Verspannung geschieht:

- Aktiv den Mund öffnen – so weit wie es geht.
- Die Zunge locker hin und her bewegen.
- Die Mundwinkel weit auseinanderreißen.
- Den Mund spitzen.
- Die Wangen aufblasen.
- Die verspannte Kaumuskulatur massieren.

Außerdem sollte Arnika auch generell auf Entspannung achten:

- Immer wieder kleine Pausen einlegen, dabei aufstehen, dehnen, das Fenster öffnen und tief durchatmen.
- Zur Massage gehen oder sich von einer lieben Person den Nacken massieren lassen.
- Wärmekissen auf den Nacken legen.
- Im Bett aktiv nur an eine »rosige« Zukunft denken.

Info: WIE KANN MAN ENTSPANNUNG FINDEN?

Entspannung bedeutet für jeden von uns etwas anderes. Dennoch gibt es einige Dinge, die den meisten Menschen Entspannung bringen. Nur ein paar Beispiele dafür:

- Nach einem Arbeitszyklus für 15 Minuten an die frische Luft gehen oder das Fenster weit öffnen und mehrmals tief ein- und ausatmen.
- Eine Kurzmeditation durchführen.
- Tanzen – das entspannt und harmonisiert. Einfach Musik aufdrehen und für sich tanzen.
- Einen netten Plausch mit einer Freundin oder der Nachbarin zu halten bringt einen meist auf andere Gedanken.
- Yogaübungen sind eine schöne Ablenkung.
- Lavendelduft entspannt, egal ob als Tee, Kerze oder Tropfen.

Weitere Maßnahmen für Arnika

Arnika sollte zunächst versuchen, sich selbst zu helfen, indem Sie etwas für ihre Entspannung tut. Sollten diese Maßnahmen nicht wirken, ist der Gang zum Zahnarzt sinnvoll, denn dieser kann eine Beißschiene herstellen lassen und gezielte Physiotherapie verordnen. Natürlich wird Arnika auch auf der Schiene fest zubeißen, solange sie sich gestresst fühlt. Durch die Beißschiene werden die Zähne jedoch gleichmäßig belastet. Belastungsspitzen bei einzelnen Zähnen kommen nicht mehr vor. Somit verschwinden auch die Zahnschmerzen.

Wenn jemand wie Arnika in Stresssituationen die Kiefer fest aufeinanderpresst, ist es ohnehin auf Dauer sinnvoll, eine Beißschiene zu haben. Erfahrungsgemäß legen die Menschen diese schlechte Angewohnheit, mit Stress umzugehen, nicht so schnell ab. So kann es sein, dass die Schiene wochenlang nicht gebraucht wird, dann wieder eine Lebensphase kommt, in der sie eine große Hilfe ist.

Susanne (27) will durchstarten, wenn da nicht ständig diese Kopfschmerzen wären

Susanne will Karriere machen. Dafür hat sie bisher auch alles richtig gemacht: Abitur, Studium, Auslandsaufenthalt. Sie ist Werbegrafikerin und ständig unter Strom. Dass ihr Leben hektisch ist, macht ihr aber nichts aus, denn ihr Job macht ihr riesigen Spaß und erfüllt sie. Sie achtet außerdem auch auf ihren Körper und ihre Gesundheit, zumindest soweit es die Zeit erlaubt. Zu ihrem Standardprogramm gehört es, viel Salat zu essen, um ausreichend Vitamine zu erhalten, genug zu trinken und zumindest ab und zu Sport zu treiben. Manchmal bleibt der Sport allerdings auf der Strecke, da der Job Vorrang hat.

Wenn ein Projekt fertig werden muss, wird von ihr verlangt, dass sie alles gibt. Arbeitstage bis 20 Uhr, manchmal sogar 21 Uhr sind die Regel. So ist es halt in der Branche … Allerdings hat sie immer öfter diese quälenden Kopfschmerzen. Manchmal liegt sie schon morgens mit Kopfschmerzen im Bett und kann kaum aufstehen. In der Regel jedoch beginnen die Schmerzen am Nachmittag und werden bis zum Abend hin unerträglich. Die Kopfschmerzen beginnen am Hinterkopf und ziehen sich von hinten bis vorn durch. Ihre Augen schmerzen und der Kiefer ist steif. Das sind die schlimmsten Tage. Leider werden diese immer häufiger. Da sie die Kopfschmerzen schon seit Jahren hat, hat sie im Laufe der Jahre bereits viele Ärzte aufgesucht. Der eine meinte, es seien die Hormone, der andere, es sei die Psyche, andere hatten weitere Erklärungen … Am Ende konnte ihr keiner helfen. Sie versuchte es auch mit Yoga und mit Akupunktur, alles vergebens.

Natürlich hat Susanne auch ihre Zähne untersuchen lassen. Ihre Zähne sind ihr ganzer Stolz. Viele Jahre musste sie eine feste Zahnspange tragen, bis ihre Zähne schön gerade standen. Ihre Freunde beneiden sie um ihre Zähne.

Ja, was den Beruf anbelangt, so ist ihr Chef sehr zufrieden mit ihr, was bedeutet, dass sie noch mehr Projekte bekommt und oft sogar am Wochenende im Büro sitzt. Die meiste Zeit kann sie die Kopfschmerzen mit Medikamenten unterdrücken, jedoch gefällt ihr dieser Zustand nicht. Intuitiv weiß sie, dass etwas anders werden muss, vielleicht sogar an ihrem Kiefer …

Hintergrundinformationen zu Susannes Fall

Susannes Symptome – Kopfschmerzen und Muskelverspannungen der Kau- und Nackenmuskulatur – weisen auf eine CMD hin. Beteiligt sind die Muskulatur, die Kiefergelenke und der Biss. Als Susanne zu mir kommt, diagnostiziere ich neben massiven Verspannungen der Kau-, Nacken- und Rückenmuskulatur auch einen reduzierten Gelenkspalt der Kiefergelenke. Durch den jahrelangen starken Druck wurde die Gelenkscheibe zusammengepresst, denn während Susanne bei der Arbeit auf ihren Monitor blickt, schiebt sie ihren Kopf immer etwas nach vorn – vermutlich seit Jahren.

Diese Haltung nehmen viele Menschen ein, die über eine längere Zeit am Computer arbeiten. Wenn der Kopf jedoch so nach vorn geschoben wird, werden die Zähne zusammengepresst und die Kiefergelenke nach hinten gedrückt. Mit der Zeit kommt es zu Verspannungen der Hals- und Nackenmuskulatur. Dabei kann sogar eine so starke Muskelverspannung auftreten, dass sich der Mund einfach nicht mehr reibungslos öffnen lässt.

Das ist auch bei Susanne der Fall, die während ihrer konzentrierten Arbeit die Zähne zusammenbeißt, sodass zumeist abends die Verspannungen und ebenso die Kopfschmerzen auftreten. Eine sehr wichtige Sache kommt bei Susanne jedoch noch hinzu: Sie hat einen Fehlbiss, und das nicht trotz ihrer wunderschönen, gepflegten Zähne, sondern gerade deswegen.

Info KOPFSCHMERZ ALS SYMPTOM

Der Körper hat viele Mechanismen, um Störungen zu kompensieren und sich so selbst zu helfen. So bekommen die Kaumuskeln, die den Unterkiefer in verschiedenste Richtungen ziehen können, es hin, dass die Zähne zusammenbeißen können. Irgendwann jedoch ist jede Kompensation aufgebraucht. Bei Susanne waren es einfach zu viele Stunden am Computer gekoppelt mit nicht ausreichender Bewegung und natürlich Zeitdruck, der in Stress ausartete.
Kopfschmerz ist selten eine eigenständige Krankheit. Meist ist er ein Symptom. Viele Kopfschmerzen werden aufgrund von Durchblutungsstörungen des Gehirns verursacht. Der Stress bringt die Hals- und Nackenmuskulatur dazu, sich fest zusammenzuziehen und zu verkrampfen. Dadurch wird der Blutfluss zum Gehirn eingeengt. Das Gehirn bekommt zu wenig Blut und somit zu wenig Sauerstoff.

Obwohl ihre Zahnreihen so perfekt und gerade erscheinen, ergibt eine genaue Untersuchung, dass ihre Bissebene nicht zu ihrer Kieferposition passt. Bei der kieferorthopädischen Behandlung während ihrer Jugendzeit wurde beim Einstellen der Zähne kein Bezug auf die Kiefergelenke genommen. Würde Susanne die nächsten zehn Jahre so weitermachen, würde sie sicherlich noch weitaus größere Probleme als »nur« Kopfschmerzen bekommen.

Therapie – das kann Susanne selbst tun

- Für ausreichenden sportlichen Ausgleich sorgen.
- Sich genügend Entspannung einräumen.
- Ihre Sitzhaltung während ihrer Arbeit optimieren und auch öfter ändern.

- Darauf achten, dass sie ihren Kiefer nicht zusammenpresst, während sie konzentriert arbeitet. Da kann eine Erinnerung am Monitor, ein Smiley-Aufkleber etwa, schon helfen.

Weitere Maßnahmen für Susanne

Da bei Susanne der Biss nicht stimmt, braucht sie unbedingt eine Schiene, die die Position der Kiefergelenke richtig stellt. Diese Schiene sollte Susanne während ihrer Arbeit am Computer tragen. Wenn sie jedoch merkt, dass sie schon morgens stärkere Verspannungen hat, ist die Schiene auch für die Nacht anzuraten. Begleitend ist Physiotherapie sehr wertvoll. Langfristig jedoch ist es nötig, ihren Biss grundsätzlich zu korrigieren. Sie wird vermutlich nicht um eine erneute Behandlung mit einer festen Zahnspange herumkommen.

Rolf (57) hat einen Bandscheibenvorfall – im Kiefergelenk

Wenn Rolf isst, macht er sehr seltsame Geräusche. Zunächst dachte er, dass nur er diese hört, was wohl zu Beginn auch der Fall war. Mit der Zeit jedoch wurden die Geräusche immer lauter, sodass ihn seine Mitmenschen verwundert ansahen, wenn sie beim Essen neben ihm saßen.

Das Essen in Gesellschaft macht Rolf gar keine Freude mehr. Er fühlt sich gelähmt und unsicher. Schmerzen hat er keine, doch sobald er seinen Mund öffnet, kracht es am Ohr. Wenn er sich zurückerinnert, ist das gar nichts Neues. Gelenkgeräusche hatte er schon immer, mehr oder weniger. Sie kamen und gingen, glaubt er. Nun jedoch gehen diese Geräusche gar nicht mehr weg und belästigen ihn nahezu.

Hintergrundinformationen zu Rolfs Fall

Rolfs Symptome sind die Gelenkgeräusche. Im Gespräch erfahre ich außerdem, dass er an Nackenverspannungen leidet und vor vier Jahren einen Bandscheibenvorfall hatte.

Bei Rolf liegt eine CMD mit Beteiligung der Kiefergelenke und der Zähne vor. Das, was so laut kracht, ist die Gelenkscheibe. Rolf hat einen Bandscheibenvorfall im Kiefergelenk. Jedes Mal, wenn er den Mund öffnet, rutscht die Bandscheibe auf das Gelenkköpfchen. Wenn er den Mund wieder schließt, rutscht sie wieder herunter. Dieser Vorgang ist mit keinerlei Schmerzen verbunden. Bei Rolf sind auch die Zähne betroffen, auch wenn ihm das nicht bewusst ist. Seine Zähne sind sehr stark abgeschliffen. Es fehlen gute 2 Millimeter. Im Laufe seines Lebens hat Rolf langsam seine Zahnsubstanz abgeschliffen. Nach und nach ist die Gelenkscheibe nach vorn gewandert, während sich die Gelenkköpfchen nach hinten verschoben haben.

Therapie – das kann Rolf selbst tun

- Kieferübungen zur Entlastung und Dehnung der Bänder und der Gelenkkapsel im Kiefergelenk durchführen (siehe Seite 159).
- Selbstmassage der Kaumuskulatur durchführen (siehe Seite 160).

Weitere Maßnahmen für Rolf

Durch gezielte physiotherapeutische und osteopathische Behandlung kann der Gelenkraum wieder geweitet und das Kiefergelenk entlastet werden. Eine Positionierungsschiene ist sehr von Vorteil, damit die Dehnung, die der Therapeut erreicht, auch bleibt.

Ob die Gelenkgeräusche jemals verschwinden, lässt sich nicht vorhersagen. In der Regel jedoch werden sie durch eine Therapie viel leiser. Sicher ist Geduld gefordert.

Info WAS LEISTEN POSITIONIERUNGSSCHIENEN?

Stimmen die Kiefergelenksverhältnisse, liegt das Kiefergelenkköpfchen zentral in der Gelenkgrube und ist durch die Gelenkscheibe geschützt, die es bei allen Bewegungen begleitet. Verlagerungen der Gelenkscheibe führen zu einer Kieferklemme – die Gelenkscheibe liegt hinter dem Gelenkköpfchen und verhindert den Kieferschluss – oder einer Kiefersperre – die Gelenkscheibe liegt vor dem Gelenkköpfchen und verhindert die Beweglichkeit des Gelenkes, sodass der Mund nur eingeschränkt geöffnet werden kann. Die Positionierungsschiene bringt die Kiefergelenke in eine andere, eine bessere Position, denn sie positioniert die Gelenkköpfchen.

Herr Müller (59) – »Mein steifer Nacken bringt mich noch um.«

Herr Müller ist Programmierer. Er sitzt den ganzen Tag am PC und schaut auf den Monitor. In seiner Freizeit fährt er Fahrrad, manchmal stundenlang. In die Zahnarztpraxis kommt er nur für Routineuntersuchungen. Es fällt auf, dass er sehr kurze Zähne hat.

Herr Müller hat tatsächlich schon sehr viel von seiner Zahnsubstanz weggeknirscht. Auf den geraden Flächen sieht man die innere Zahnsubstanz, das Zahnbein oder auch Dentin. Normalerweise ist dieses vom Schmelz überdeckt. Die meisten Menschen haben Schmerzen, wenn das Dentin sichtbar wird. Zum Beispiel, wenn sich das Zahnfleisch zurückzieht und das Dentin am Zahnhals frei liegt. Nicht so Herr Müller. Er spürt gar nichts, keine Schmerzen beim Essen, keine Schmerzen beim Trinken und auch keine Empfindlichkeiten bei der Zahnkontrolle. Wei-

terhin fällt auf, dass Herr Müller große Schwierigkeiten hat, seinen Kopf zu drehen und in der gedrehten Position zu halten. Als ich ihn bei der Routineuntersucheng darauf anspreche, ist er fast froh, sich mit jemandem über das Thema austauschen zu können. Er berichtet von regelmäßigen Massagen und vergeblichen Versuchen seines Orthopäden, die Nackenblockaden zu beseitigen. Nichts hilft. »Ich arbeite einfach zu viel am Computer«, sagt er resigniert. Er hatte sogar schon zwei Bandscheibenvorfälle, einen an der Halswirbelsäule und einen an der Lendenwirbelsäule. Einen Zusammenhang zu seinen Zähnen sieht er nicht. Auch ist ihm gar nicht aufgefallen, dass seine Halsmuskulatur sehr steif und verdickt ist. Sogar seine Kaumuskeln sind knochenhart. »Ich kenne das nicht anders. Das war bei mir schon immer so«, erzählt er. Auf meine Frage zur Zahnform antwortet er: »Meine Zähne waren noch nie schön.«

Hintergrundinformationen zu Herrn Müllers Fall

Herr Müller hat die Symptome stark abgenutzter Zähne und verhärteter Kau- und Nackenmuskulatur. Herr Müller leidet an Bruxismus. Das ist eine Form der CMD. Er presst und knirscht so stark mit seinen Zähnen, dass sehr viel Zahnsubstanz abgerieben wird. Er schädigt seine Zähne. Zusätzlich entstehen dadurch sehr starke Verspannungen der Kau- und Nackenmuskulatur. Die Muskelzüge sind teilweise knochenhart. Es ist nicht einfach, solch harte Muskelstränge wieder zu lockern. Dies ist jedoch erforderlich, um die mittlerweile verschobenen Wirbelkörper zu regulieren.

Bruxen ist eine denkbar schlechte Angewohnheit, mit Stress umzugehen. Der Körper versucht den Stress im wahrsten Sinne des Wortes zu zermalmen. Ein Mensch, der über viele Jahre mit seinen Zähnen knirscht, merkt dies selbst oft gar nicht. Seine Muskelverspannungen stellt er in keinen Zusammenhang mit dem Knirschen, weil diese meist viel später auftreten. Im Laufe der Jahre fügt sich die Person jedoch einen großen Schaden zu.

Info: WARUM KÖNNEN GESCHÄDIGTE ZÄHNE NICHT SCHMERZEMPFINDLICH SEIN?

Dass Herr Müller keine Schmerzen an seinen Zähnen hat, hat damit zu tun, dass der Zahnabrieb über einen langen Zeitraum stattgefunden hat. Währenddessen hatte der Nerv Zeit, sich zurückzuziehen. Die Dentinkanälchen, also die Kanäle, in denen Signale zu den Nerven übermittelt werden, verkalken dann. Somit sind solche Zähne sehr unempfindlich. Und das, obwohl der Schmelz bei näherer Betrachtung unzählige Sprünge und Risse aufweist.

Die entstehenden Blockaden der Halswirbelsäule und Lendenwirbelsäule und die Bandscheibenvorfälle können nicht effektiv und langlebig ohne eine entsprechende Therapie durch einen Zahnarzt erfolgen. Es gibt ansonsten immer wieder Rückfälle.

Therapie – das kann Herr Müller selbst tun

Herr Müller sollte unbedingt eine Beißschiene tragen. Die Schiene schützt seine Zahnsubstanz. Weiterhin puffert die Schiene den Kaudruck ab. Auf diese Weise wird weniger Druck zum Kiefergelenk übertragen. Dies ist sehr wichtig, da sonst auf Dauer das Gelenk geschädigt wird. Es gibt sogar Schienen, die mit feinen Sensoren ausgestattet sind und vibrieren, wenn der Druck eine bestimmte Größe übersteigt. Dies kann sehr hilfreich sein, wenn tagsüber viel gepresst wird. Für die Nacht ist eine vibrierende Schiene jedoch nicht zu empfehlen, da sie die Nachtruhe stören würde.

Herr Müller sollte in seiner Freizeit eine Sportart ausüben, die seine Nackenmuskulatur entlastet. Fahrradfahren ist dafür allerdings nicht geeignet. Aber Sport ist generell ein guter erster Schritt, um sich einen anderen Umgang mit Stress anzueignen. Zusätzlich würde Selbstmassage Herrn Müller guttun.

Weitere Maßnahmen für Herrn Müller

Um eine entsprechende Schiene zu erhalten, sollte Herr Müller einen Zahnarzt aufsuchen. Zusätzlich können die Blockaden der Halswirbelsäule und Lendenwirbelsäule durch eine geeignete Therapie beseitigt werden. Orthopäden, Chiropraktiker und Osteopathen sind hier die richtigen Ansprechpartner.

Leistenschmerzen bei Stefan (26) oder wenn der Ball nicht mehr rollt

Seitdem Stefan acht Jahre alt ist, spielt er täglich mehrere Stunden Fußball. Den Sport braucht er wie die Luft zum Atmen. Seit einigen Jahren ist Stefan Profifußballer. Dabei wird so einiges von ihm abverlangt. Der Druck ist groß. Auf dem Feld können immer nur elf spielen. Der Kader umfasst jedoch weit über 20 Spieler. Jeder davon ist gut, jeder gibt sein Bestes, jeder will auf den Platz. Stefan hat gelernt, darauf zu achten, wie der Trainer »drauf« ist, was er hören und sehen möchte. »Wirst du einmal vom Trainer nicht beachtet, kann das bedeuten, dass du nicht mehr eingesetzt wirst, dass du weg vom Fenster bist«, erklärt Stefan mir im Gespräch, um deutlich zu machen, wie groß der Druck ist.

Die Problematik, wegen der Stefan bei mir ist, ist nicht sein Kiefer, es sind auch nicht seine Zähne – tatsächlich wurde er von seinem Orthopäden zu mir überwiesen. Es geht um Schmerzen an der Leiste.

Alle bisherigen Therapieversuche brachten keine Besserung, höchstens eine sehr kurzfristige Linderung. Unzählige Physiotherapeuten und Osteopathen hatten sich an Stefan bereits versucht. Schließlich ging er zu einem Orthopäden, der sich seine Statik ganz genau ansah und zu der Diagnose kam, dass da »nichts mehr stimmt«. »Kein Wunder, dass die Leiste schmerzt. Es liegt ein gravierender Beckenschiefstand vor. Die gesamte

Statik ist aus dem Ruder«, so lauteten die Worte des Orthopäden. »Natürlich bist du ständig verletzt«, fügte er hinzu, um im Anschluss zu erklären, dass zunächst Stefans Kauebene untersucht und eingestellt werden muss. Erst danach könne er als Orthopäde wieder etwas für Stefan tun.

Hintergrundinformationen zu Stefans Fall

Es war sehr schnell ersichtlich, dass Stefan an einer CMD litt. Auf den ersten Blick hatte er wunderschöne weiße Zähne. Schon auf den zweiten Blick fiel jedoch auf, dass die durchgebrochenen Weisheitszähne Störungen bei den Seitwärtsbewegungen verursachten. Liegt so etwas vor, blockieren die Zähne die Bewegung, sodass der Kiefer eine Ausweichbewegung machen muss. Heikel ist, dass der Betroffene sich schnell daran gewöhnt und ihm gar nicht bewusst ist, dass ein Problem vorliegt.

Durch einen schiefen Biss kommt der Körper ins Ungleichgewicht. Ein Beckenschiefstand kann eine ganze Kettenreaktion an gesundheitlichen Problemen auslösen.

Bei genauer Untersuchung kamen noch weitere Befunde hinzu: Knacken der Kiefergelenke, Abriebspuren an den Zähnen und Verspannungen der Kaumuskulatur – alles Anzeichen einer CMD. Demnach liegt bei Stefan eine CMD mit Beteiligung der Muskulatur, der Zähne und der Kiefergelenke vor.

Therapie – das kann Stefan selbst tun

- Allein die Bewusstwerdung der Zusammenhänge ist sehr hilfreich.
- Regelmäßig Entspannungsübungen und Selbstmassagen durchführen.

Weitere Maßnahmen für Stefan

Da bei Stefan die gesamte Statik durcheinander ist, hilft nur eine vollständige Analyse. Es muss herausgefunden werden, wie die Kauebene eigentlich positioniert sein muss. Darauf aufbauend kann die Therapie beim Physiotherapeuten, Osteopathen und Orthopäden erfolgen.

Die richtige Kauebene wird in einem solchen Fall mit der richtigen Aufbissschiene eingestellt. Sie wird dann Positionierungsschiene genannt. Weiterhin ist die Entfernung der störenden Weisheitszähne wichtig.

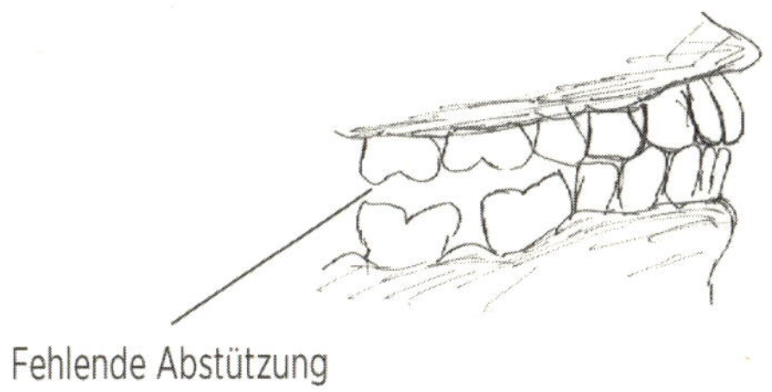

Wenn bei optimaler Position der Kiefergelenke die Zahnreihen nicht gleichmäßig aufeinandertreffen, kommt es zu Störungen in der gesamten Statik. Der Körper muss ständig die schiefe Kauebene ausgleichen. Es ist nur eine Frage der Zeit, bis Symptome auftreten.

Kiefersperre: Dagmar (36) bekommt den Mund nicht mehr auf

Dagmar ist Sekretärin in einer großen Rechtsanwaltskanzlei. Ihre Chefs sind auf internationale Franchisesysteme spezialisiert. Es ist selbstverständlich, dass sie oft bis zum Abend in der Kanzlei sitzt und Verträge vorbereitet, Unterlagen prüft und Termine aufeinander abstimmt. Sie nimmt ihren Job sehr ernst. Manchmal arbeitet sie auch noch zu Hause oder fährt mit einem ihrer Chefs zu Terminen. Ihr Leben ist aufregend und schnell.

Dagmar achtet sehr auf ihren Körper und auf ihr Äußeres, denn das gehört zu einem guten Auftritt dazu. Einen Freund hat sie nicht. Das empfindet sie nicht als schlimm, denn dafür hat sie im Augenblick ohnehin keine Zeit in ihrem Leben. Nicht selten arbeitet sie bis tief in die Nacht, häufig auch so lange, bis ihr die Augen zufallen.

In letzter Zeit merkt Dagmar, dass ihr Kiefer ziemlich fest ist, wenn sie aufwacht. Sie nimmt das nicht ernst und macht sich keine weiteren Gedanken, denn dieses Problem verschwindet im Laufe des Morgens auch schnell wieder. Nach dem Duschen ist meist alles wieder normal. Zudem hat sie sich sowieso schon daran gewöhnt. Sie weiß gar nicht mehr, wann dieses Problem zum ersten Mal aufgetaucht ist. Eines Morgens jedoch merkt sie, dass der Kiefer sich nicht mehr entspannt. Sie kann nicht in ihr Brötchen beißen, da sie ihren Mund nicht mehr so weit aufbekommt. Panik überfällt sie und sie ist verzweifelt. Gerade heute hat sie an sich gar keine Zeit zum Arzt zu gehen, heute ist ein ganz wichtiger Termin. Schnell zieht sie sich an und hetzt dennoch zum Zahnarzt.

Hintergrundinformationen zu Dagmars Fall

Dagmars Symptome sind Verspannungen der Kau- und Nackenmuskulatur, Kieferschmerzen sowie eine akute Mundöffnungsstörung. Dagmar hat eine CMD, die mit einem Bandscheibenvorfall im Kiefergelenk verbunden ist (siehe auch Seite 104).

Dagmar presst und verspannt ihre Kiefer schon sehr lange, ohne dass es ihr bewusst ist. Durch den starken Druck auf die Zähne wird ein starker Druck auf die Kiefergelenke übertragen. Deswegen wurde ihr Gelenkspalt immer kleiner und die Gelenkscheibe verschoben, bis sie schließlich ganz vom Gelenkköpfchen rutschte. Wenn die Gelenkscheibe vor dem Gelenkköpfchen liegt, verhindert sie die Bewegung. Sie wirkt wie eine Sperre. Es liegt dann der akute Bandscheibenvorfall vor, nur im Kiefergelenk.

Therapie – das kann Dagmar selbst tun

- Ruhe bewahren.
- Versuchen, die Kaumuskulatur sanft zu lockern und den Mund weiter zu öffnen.
- Manchmal hilft auch etwas Wärme.

Weitere Maßnahmen für Dagmar

Es ist wichtig, dem Gelenk wieder mehr Spielraum zu geben und den Gelenkspalt zu vergrößern. Idealerweise wird durch physiotherapeutische Maßnahmen die Gelenkscheibe wieder auf dem Köpfchen positioniert. Der gesamte Kapsel-Band-Apparat muss gedehnt werden. Da die Muskulatur stark verspannt ist, ist die Muskulatur zu lockern.

Die Therapie für Dagmar besteht aus einer Kombination von Schienen- und Physiotherapie. Für diese Therapie muss man Geduld mitbringen. Der Mund wird sich tatsächlich nur Millimeter um Millimeter weiter öffnen lassen. So schnell wie die Gelenkscheibenvorverlagerung passiert ist, rutscht die Gelenkscheibe nicht wieder zurück.

Akupunktur kann sofort gegen die Schmerzen vorgenommen werden.

Ein weiterer wichtiger Baustein ist Stressreduktion. Denn presst Dagmar genauso weiter wie bisher, wird es schwierig, einen dauerhaften Behandlungserfolg zu erzielen.

Kieferklemme bei Christian (36): Sein Mund geht nicht mehr zu

Christian hat trainiert, wie jeden Tag. Heute hat er sich im Anschluss noch einen üppigen Cheeseburger gegönnt. Dann ist es passiert: Der Mund blieb offen. Nun sitzt er verzweifelt bei mir und hofft auf sofortige Hilfe. Diese kann ich ihm zum Glück auch geben.

Hintergrundinformationen zu Christians Fall

Bei Christian ist eine verhärtete schmerzhafte Kaumuskulatur festzustellen. Überdies kann akut sein Mund nicht mehr geschlossen werden. Deswegen muss der Kiefer so schnell wie möglich eingerenkt werden. Manchmal funktioniert es, wenn man selbst den Kiefer packt und zuerst die eine, dann die andere Seite nach unten und anschließend nach hinten drückt. Mit einem Geräusch rutscht die Gelenkscheibe dann wieder auf das Gelenkköpfchen. Sollte diese Positionierung gelingen, muss unbedingt darauf geachtet werden, dass die Kiefergelenke geschont werden. Bitte den Mund nicht weit aufsperren.

Therapie – das kann Christian selbst tun

- Ruhe bewahren.
- Versuchen, das Kiefergelenk selbst einzurenken.

Weitere Maßnahmen für Christian

In den meisten Fällen gelingt es einem selbst, den Kiefer wieder einzurenken. Wenn nicht, sollte so schnell wie möglich ein Zahnarzt oder ein Physiotherapeut aufgesucht werden. Beide sind in der Lage, den Kiefer durch eine spezielle Bewegung wieder ins Lot zu bringen. Je länger der Kiefer ausgerenkt ist, desto mehr verspannt die Muskulatur. Das Einrenken wird schwieriger.

Ganz gleich, ob man es selbst geschafft hat oder Hilfe nötig war, in jedem Fall ist eine Folgetherapie notwendig. Es hat einen Grund, dass der Kiefer ausgerenkt wurde. Meist ist der Grund eine versteckte CMD. Manchmal ist der Bandapparat einfach nur überdehnt, weil man den Mund sehr weit aufgesperrt hat (beispielsweise, um einen mehrstöckigen Cheeseburger zu essen oder weil man beim Zahnarzt war, damit dieser die Weisheitszähne entfernt).

Frau Vicaria (57) traut sich nicht mehr aus dem Haus, da ihr ständig schwindelig ist

Frau Vicaria traut sich seit Monaten kaum mehr aus dem Haus. Plötzliche Schwindelattacken, Augenflimmern und Kopfschmerzen plagen sie. Vor drei Monaten ist ihr Mann verstorben. Da er sehr schwer krank war, hat sie ihn jahrelang gepflegt. Als sie zu mir in die Zahnarztpraxis kommt, ist ihre herausnehmbare Brücke der Anlass. An sich passt diese schon seit Jahren nicht mehr gut. Beim Essen wackelt sie und immer wieder entstehen an unterschiedlichen Stellen schmerzhafte Druckstellen. Frau Vicaria weiß, dass der Zahnarztbesuch längst überfällig ist, aber sie war unabkömmlich – ihr Mann hat sie in den letzten Jahren gebraucht.

Hintergrundinformationen zu Frau Vicarias Fall

Frau Vicaria schildert mir verschiedene Symptome: Schwindel, Augenflimmern und Kopfschmerzen. Außerdem hat sie eine Zahnprothese, die nicht sitzt.

Schwindel tritt relativ häufig auf, wenn eine Funktionsstörung im Kausystem vorliegt. Fast immer ist die Ursache die Verschiebung eines Halswirbels (genau genommen des Atlas). Dadurch wird Druck auf das Rückenmark ausgeübt, was letztlich ein Dauerstress ist, der auch mit einer Minderdurchblutung des Gehirns einhergeht. Weiterhin kommt es zur Reizung des Nervs, der das Innenohr versorgt. Da dort das Gleichgewichtssystem verankert ist, wird dieses gestört und Schwindel kann entstehen.

Bei Frau Vicaria sind allerdings nicht nur die Wirbelkörper an der Halswirbelsäule betroffen – so die Ergebnisse einer Untersuchung –, sondern es ist auch eine Verkrümmung der Brustwirbel, eine Veränderungen der Lendenwirbelsäule und ein Beckenschiefstand zu diagnostizieren.

Weitere Maßnahmen für Frau Vicaria

Selbst helfen kann sich Frau Vicaria in ihrer Situation nicht mehr. Sie benötigt einen passenden Zahnersatz, der die Kauebene gut und gleichmäßig abstützt. Nach einer Kiefervermessung ist außerdem eine spezielle Positionierungsschiene nötig, anschließend eine Physiotherapie.

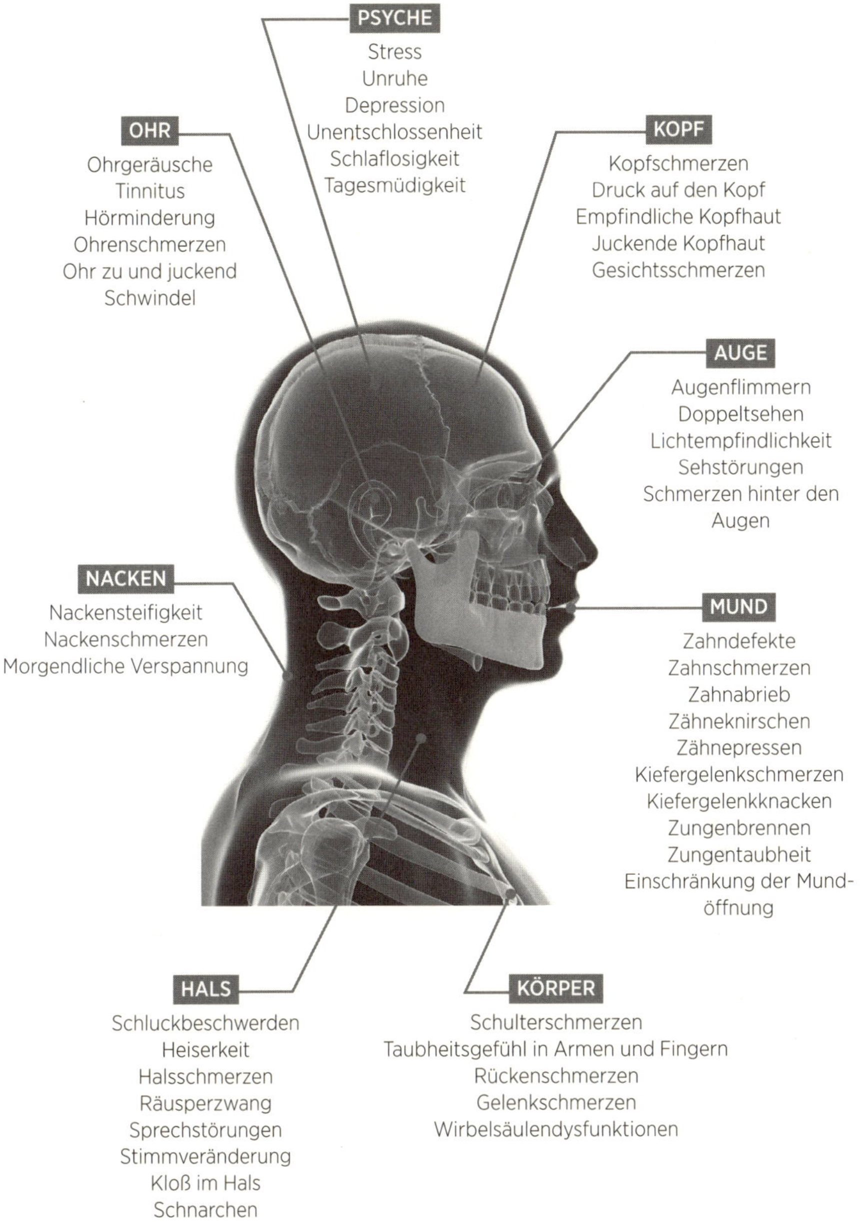

Die Symptome einer CMD können in weit entfernt liegenden Körperbereichen auftreten.

Hörsturz: Paul (42) wacht auf und kann nur noch dumpf hören kann

Als Paul eines morgens aufwacht und merkt, dass er nur noch leise und dumpf hören kann, führt ihn sein erster Weg zum Hals-Nasen-Ohren-Arzt. Groß ist sein Erstaunen, als der ihm sagt, es sei alles in Ordnung. »Vermutlich hatten Sie etwas zu viel Stress. Ruhen Sie sich aus«, lautet der Rat des Arztes. Das macht Paul dann auch. Er nimmt sich zwei Tage frei. Nichts bessert sich. Der erneute Gang zum Hals-Nasen-Ohren-Arzt bringt ihn nicht weiter. Er erhält eine Infusion und erneut die Empfehlung, sich auszuruhen. Als nach drei Wochen der Zustand immer noch unverändert ist, sucht er mich auf den Rat einer Kollegin hin auf.

Hintergrundinformationen zu Pauls Fall

Paul hat einen Hörsturz, außerdem hat er Nackenverspannungen, Schleifspuren an den Zähnen und alte, nicht mehr passende Kronen. Zwei Zähne fehlen bei ihm.

Die Verspannungen der Nackenmuskulatur haben sicherlich mehrere Ursachen. Eine ist die lange Arbeit am PC, eine weitere Ursache jedoch ist Paul gar nicht bewusst: das Pressen und Knirschen mit seinen Zähnen. Die Schleifspuren auf seinen Zähnen berichten davon.

Hinzu kommt, dass sich Pauls Biss im Laufe der Jahre verschlechtert hat. Er hat Zähne verloren und die Lücken nicht schließen lassen. Dass bei den alten Kronen einige Abplatzungen passiert sind, weiß er, jedoch war für den Gang zum Zahnarzt nie Zeit. Nun ist sein Biss komplett verschoben.

Mit der Bissverschiebung sind auch die Kiefergelenke verlagert. Und hier schließt sich der Kreis, denn von den Kiefergelenken bis zum Ohr ist es nicht mehr weit. Beide Strukturen befinden sich anatomisch in direkter Nachbarschaft. Pauls Ohrenschmerzen, die er immer mal wieder in sporadischen Abständen hatte, waren demnach tatsächlich Kiefergelenkschmerzen. Er hat sie ganz gut »überhört«. Leider – denn nun ist der Schaden groß.

Therapie – das kann Paul selbst tun

- Der Hals-Nasen-Ohren-Arzt hat Recht, Paul sollte sich ausruhen.
- Zusätzlich sollte er seine Kau- und Nackenmuskulatur lockern und massieren lassen.

Weitere Maßnahmen für Paul

Schnell kann Paul mit einer Schiene geholfen werden. Dabei gleicht eine Positionierungsschiene nicht nur seine Bissstörung aus, sondern entlastet auch die Kiefergelenke und somit die Ohren. Als Begleitmaßnahme sollte unbedingt Physiotherapie, gerne auch Osteopathie durchgeführt werden. Als Dauerlösung benötigt Paul passende Kronen und eine Versorgung der Zahnlücken.

Die alleinerziehende Ulrike (32) kämpft sich nicht nur mit Tinnitus durch den Alltag

Ulrike ist eine berufstätige Mutter und extrem eingespannt. Morgens steht sie als Erste auf, macht Frühstück und Pausenbrote, ehe die Kinder frisch angezogen und frisiert in die Schule aufbrechen. Dann stellt sie noch schnell eine Waschmaschine an und läuft zur U-Bahn, um zu ihrer Teilzeitstelle zu kommen. Ihr Mann ist im Außendienst und meist von Montag bis Donnerstag nicht da. Ulrike arbeitet bis 14 Uhr, hetzt dann nach Hause, macht Essen, hilft den Kindern bei den Hausaufgaben, kauft ein, erledigt den Haushalt und danach fallen ihr auch schon die Augen zu.

Seit einiger Zeit hört Ulrike auf einem Ohr immer wieder ein leises Pfeifen. Anfangs konnte sie es ausblenden und überhören. Vor einer Woche jedoch fing es an, sehr laut zu sein. Dass die Haut seit Monaten schuppt und ihre Augen immer wieder tränen und jucken, fällt ihr gar nicht mehr auf. Wann denn auch? Sie hat genug zu tun.
Das Pfeifen im rechten Ohr jedoch kann sie nicht mehr überhören. Es zwingt sie, zum Arzt zu gehen. »Sie haben einen Tinnitus«, erklärt ihr der Hals-Nasen-Ohren-Arzt. »Ich gebe Ihnen eine Infusion und verordne ihnen eine Woche Ruhe.« »Hm, Ruhe«, denkt sich Ulrike, »das ist gut gemeint, aber wo soll ich die herbekommen? Nun gut, es hilft schon, eine Woche nicht zur Arbeit zu müssen, aber die Hausarbeit bleibt natürlich.«
Die Infusionen helfen nur bedingt, nach einigen Wochen sucht Ulrike einen weiteren Arzt auf, diesmal einen Neurologen. Sie ist nun schon ziemlich zermürbt, denn der Tinnitus lässt sie nicht schlafen. Nachdem der Neurologe und ein weiterer Hals-Nasen-Ohren-Arzt Ulrike nicht weiterbringen, erscheint sie in meiner Praxis.

Hintergrundinformationen zu Ulrikes Fall

Ulrike hat viele Symptome: Tinnitus, Schlafstörungen, Nackenverspannungen, Kopfschmerzen, tränende Augen und schuppende Haut. Insgesamt macht sie einen sehr gestressten und nervösen Eindruck, man merkt sofort, dass sie unter Strom und Zeitdruck steht. Sie empfindet es auch so, dass sie ständig von A nach B hetzen muss.

Ulrikes Zähne weisen viele Schleifspuren auf. Es ist nicht nur die gesamte Nackenmuskulatur verspannt, sondern auch die Kaumuskulatur. Weiterhin sind ihre Kiefer regelrecht ineinander verkeilt. Ihre Oberkieferzähne überdecken die Schneidezähne des Unterkiefers komplett. Zahnärzte sprechen in diesem Fall von einem tiefen Deckbiss. Durch diese Zahnstellung kann der Unterkiefer nicht nach vorn kommen und wird bei Druck unmerklich immer weiter nach hinten geschoben. Die Fehlstellung im Kiefergelenk wie auch die Verschiebung von Halswirbeln können Blutgefäße und Nerven reizen, die das Innenohr versorgen.

Bei Ulrike sind die juckenden, tränenden Augen und die schuppende Haut nur noch ein weiteres Zeichen dafür, dass ihr Körper dem Dauerstress nicht mehr gewachsen ist.

Therapie – das kann Ulrike selbst tun

Da Ulrike jahrelang die Symptome ihres Körpers überhört hat, sollte sie sich nun tatsächlich eine Ruhepause gönnen. Da sie nicht einfach wegfahren und ihre Familie sich selbst überlassen kann, sollte sie zumindest für kleine Ruhezonen sorgen. Kleine Auszeiten für jeweils einige wenige Minuten am Tag helfen schon sehr, den Umgang mit dem Stress zu ändern. Sicherlich kann sie ihren Kindern auch mehr Aufgaben im Haushalt übertragen.

An der Ohrmuschel befinden sich viele wichtige Akupunkturpunkte. Ulrike kann sich zwar nicht selbst akupunktieren, jedoch kann sie durch eine Massage der Ohrmuschel diese Punkte akupressieren. Zusätzlich kann sie ihre Kaumuskulatur selbst massieren und dabei die Kiefergelenke leicht nach vorn unten ziehen. Dies ist eine gute Entlastung für die Ohren.

Weitere Maßnahmen für Ulrike

Ulrike benötigt eine professionelle Beißschiene, die die Kiefergelenke entlastet. Konkret ist eine Positionierungsschiene vonnöten, die die Kiefergelenke in eine passendere Position bringt als dies bisher der Fall ist. Augenblicklich befinden sich diese in einer verlagerten Position, die den Ohren nicht gut tut und zu Muskelverspannungen führt. Als Begleitmaßnahme eignet sich sehr gut Physiotherapie. Eine Ergänzung dazu ist Akupunktur, die Verspannungen und Blockaden lösen kann.

Schon wieder Zahnschmerzen – Amelies (52) Leidensweg

Amelie steht mit Zahnärzten auf dem Kriegspfad. Sie hat schon so vieles erlebt, bei vielen verschiedenen Zahnärzten – ihrem Gefühl nach war einer schlimmer als der andere.

Vor fünf Jahren fing alles an: Sie hatte Zahnschmerzen oben links. Sie konnte den Zahn, der ihr wehtat, nicht benennen. Aber ist es nicht die Aufgabe eines Zahnarztes, herauszufinden, welcher Zahn Probleme bereitet? Der erste Zahnarzt bohrte den falschen Zahn auf. Ehe sie sich versah, hatte sie mehrere Füllungen. Weil die Beschwerden aber nicht besser, sondern eher schlimmer wurden, bekam sie kurze Zeit später eine Wurzelfüllung. Nur: Wirklich weg waren ihre Zahnschmerzen nicht.

Sie suchte also einen andern Zahnarzt auf, dann wieder einen und noch einen. Auch bei Heilpraktikern und Osteopathen war sie. Die Heilpraktiker rieten ihr zur Entfernung des wurzelbehandelten Zahnes. Das tat sie dann auch. Erst als ihr ein Therapeut empfahl, den Knochen auszuschaben, wurde sie stutzig.

Nach fünf Jahren hat Amelie diverse Füllungen, zwei Kronen, eine Wurzelbehandlung und einen fehlenden Zahn. Aber das Schlimmste ist: Ihre Zahnschmerzen sind immer noch da.

Natürlich war sie auch schon beim Neurologen. Im Laufe ihrer zahlreichen Arztbesuche entstanden viele Röntgenaufnahmen, zuletzt eine Computertomographie. Alles brachte ihr keine Hilfe. Manchmal dachte sie schon, dass sie verrückt sei, auch so mancher Zahnarzt empfahl ihr, einen Psychologen aufzusuchen.

Amelie hat diffuse Schmerzen. Meist sind die Schmerzen jedoch auf der linken Seite. An einigen Tagen ist sie davon überzeugt, die Schmerzen sind oben, an anderen wiederum könnte sie schwören, sie sind unten. Auf einen Zahn kann sie sich gar nicht festlegen. Das ist das Schlimme. Manchmal tun sogar alle Zähne weh, besonders wenn sie etwas Kaltes isst.

Hintergrundinformationen zu Amelies Fall

Zahnschmerzen, freiliegende, empfindliche Zahnhälse, Geräusche an den Kiefergelenken (»Es knackt immer wieder mal.«) und Nackenverspannungen gehören zu Amelies Symptomen. Auch hat sie immer wieder einseitige Kopfschmerzen oder Kopfschmerzen, die von hinten kommen.

Amelie ist es zwar nicht bewusst, aber sie presst sehr stark mit ihren Zähnen. Sie tut es vorwiegend während ihrer Arbeit und in der Nacht. Als Jugendliche hatte sie eine feste Zahnspange. Ihre Zähne haben generell schon sehr viel »Stress« erlebt. Der Stress, dem sie durch das feste Aufeinanderbeißen ausgesetzt sind, ist mittlerweile chronisch geworden. Die Zähne kriegen dauerhaft zu hohen Druck ab.

Zusätzlich werden die Zähne nicht gleichmäßig belastet. Es gibt Belastungsspitzen – die Zähne, die einer Belastungsspitze ausgesetzt sind, sind besonders empfindlich. Dies merkt Amelie typischerweise bei kalten Temperaturen. Genau an diesen Zähnen hat Amelie auch ihre ersten Wurzelbehandlungen und Kronen erhalten. Das war kein Zufall. Einer der Zähne wurde dann im Laufe der Zeit entfernt. Da der Muskel in diesem Bereich weiterhin arbeitet, werden die Beschwerden jedoch nicht besser, auch wenn der Zahn mittlerweile weg ist. Fehlt der Zahn, schmerzt eben die gesamte Region.

Die Dauerspannung kann auch zu einer Verschiebung der Halswirbel führen, die dann wiederum Gefäße und Nerven einklemmen. Diffuse Schmerzen können entstehen, Nervenzentren im Rückenmark werden gereizt. In unserem Gehirn äußert sich das womöglich als Zahnschmerz. Dies kann fatale Auswirkungen haben, indem beispielsweise unnötigerweise Zähne entfernt werden, obwohl an sich kein Anlass dafür besteht.

Therapie – das kann Amelie selbst tun

Amelie weiß jetzt, dass ihre verspannten Kaumuskeln diese Beschwerden ursächlich hervorbringen. Allein die Erkenntnis über diese Zusammenhänge beruhigt Amelie. Es muss kein Zahn mehr wurzelbehandelt oder entfernt werden, auch keine Knochenausschabung ist notwendig. Sie kann sich um die Entspannung ihrer Kaumuskulatur kümmern. Sie kann Selbstmassage betreiben und von einem Physiotherapeuten manuelle Therapie erhalten.

Selbstverständlich hilft ihr alles, was dazu beiträgt, dass die Kaumuskeln gar nicht erst derart Kraft und Spannung aufbauen. Es sind also Maßnahmen zur Stressreduktion beziehungsweise Stressbewältigung gefragt.

Weitere Maßnahmen für Amelie

Die Verordnung von Physiotherapie und das Eingliedern einer Beißschiene für die Nacht sind weitere Wege, um Amelie zu helfen.

Richard (32) leidet an Schluckbeschwerden und Zungenbrennen

Richard sitzt bei mir auf dem Behandlungsstuhl und zuckt. Er zuckt mit seinem Mundwinkel und wackelt ab und an mit dem Kopf. Richard hat schon sehr viele Ärzte aufgesucht, vom Neurologen bis zum Orthopäden. Am meisten macht ihm zu schaffen, dass er schlecht schlucken kann und ständig einen komischen Geschmack im Mund hat, der von einem Brennen auf der Zunge begleitet wird.

Warum wurde jemandem wie Richard bisher noch nicht geholfen? Vielleicht haben Sie diese Frage gerade im Kopf. Das kann ich nachvollziehen, denn es ist offensichtlich, dass Richard et-

was quält. Doch so ein komplexer Fall stellt eine echte Herausforderung dar. Es ist nachvollziehbar, dass andere Ärzte davor zurückgeschreckt sind, denn es ist keine Kassenleistung, diese Herausforderung zu stemmen. Überdies haben Ärzte in unserem Spezialistentum es schwer, systemübergreifend zu arbeiten.
Doch Richard tut mir leid. Es ist schwer und rührt mich zugleich, wenn Patienten sich an mich wie an einen letzten Strohhalm klammern. »Einer muss es tun«, ist dann meine Devise. »Schließlich arbeite ich nicht für Geld, sondern für das Lächeln meiner Patienten.«
Es stellt sich heraus, dass Richard sehr schüchtern und verklemmt ist. Ihn zu untersuchen, also anzufassen, ist schon eine Herausforderung und nur mit viel Geduld möglich. Als weiteren Schutzmechanismus hat er einen starken Würgereiz entwickelt.

Hintergrundinformationen zu Richards Fall

Richard leidet unter seinen Schluckbeschwerden, einem ständigen Hüsteln und einem Kloß im Hals. Auch sein steifer Nacken bereitet ihm Beschwerden.

Speziell die Schluckbeschwerden treten häufig bei Patienten auf, die an einer Fehlfunktion im Kausystem leiden, ebenso das Zungenbrennen. Die Ursache liegt in einer Überfunktion der Kaumuskulatur und in starken Verspannungen der Muskeln oberhalb und unterhalb des Zungenbeins, das sich am Mundboden unterhalb der Zunge befindet.

Bei sehr starken Verspannungen kann es auch zu Verdickungen bestimmter Muskeln kommen. Andere Kaumuskeln kommen zu Hilfe und übernehmen die Funktion. Der Körper kompensiert eine Fehlfunktion. Dies geht eine ganze Zeit lang gut. Irgendwann jedoch sind die Muskeln überfordert und kontrahieren. Der Körper hilft sich selbst und der Mensch legt die Zunge zwischen die Zahnreihen. Der Zungenmuskel ist somit die erste natürliche

Info: ZUNGENPRESSEN ALS URSACHE VON KOPF-, RÜCKEN- ODER OHRENSCHMERZEN

Wer dauerhaft nachts mit seiner Zunge gegen die Zähne presst, wird häufig am nächsten Morgen mit Kopf-, Rücken- oder Ohrenschmerzen aufwachen. Wie kann das sein?
Dass die Zunge beim Schluckakt eine sehr wichtige Arbeit leistet, ist jedem klar. Dass jedoch an diesem Schluckakt noch rund 30 weitere Muskeln beteiligt sind, ist sicher vielen nicht bewusst. Durch diese Muskelverkettungen und Muskelzüge, die zum einen zum Zungenbein, zum anderen bis hin zum Schulterblatt reichen, können immense Verspannungen auftreten, die sich als Kopf-, Nacken- oder Rückenschmerzen äußern.

Beißschiene, die dafür sorgt, dass die Zähne nicht aufeinanderbeißen. Dass dies nachts geschieht, ist an Einbissspuren auf der Zunge erkennbar.

Manchmal wird die Zunge nicht zwischen die Kaureihen gelegt, sondern gegen die Zähne oder den Gaumen gepresst. All diese Mechanismen können zu den gleichen Symptomen führen. Die Zunge wird falsch verwendet, überanstrengt und brennt.

Bei Richard kommt noch dazu, dass die Zunge kaum Platz zur Verfügung hat, denn der Oberkiefer ist sehr schmal. Da die Zähne in einem solch schmalen Kiefer nicht genügend Platz zur Verfügung haben, stehen sie auch überlappend und schief übereinander. Der Biss ist eine Katastrophe und die Zähne stehen kreuz und quer.

Therapie – das kann Richard selbst tun

Ruhe und Entspannung sind für Richard wichtig. Denn das Zungenpressen ist eine Stressreaktion. Jeder von uns verarbeitet den Stress auf seine Weise, Zungenpressen ist ein Weg, wenn auch ein problematischer. Das Fatale am Zungenpressen ist, dass es keine

Geräusche verursacht, außerdem wird es meist gar nicht als etwas »Unnormales« erkannt. Der Weg, dem Zungenpressen entgegenzuwirken, besteht in der Stressreduktion.

Weitere Maßnahmen für Richard

In Fällen wie Richards ist es sehr wichtig, den Fehlbiss zu beseitigen und eine gute Verzahnung sowie einen guten Biss zu gewährleisten. Dazu wird in der Regel zunächst eine entsprechende Positionierungsschiene eingesetzt. Im Anschluss an diese Therapie wird das jeweils notwendige vorgenommen, um die Zahnreihen harmonisch abzustützen. Das bedeutet in Richards Fall, dass eine Zahnspange erforderlich ist.

Info THERAPIE BEI FUNKTIONSSTÖRUNGEN

Ich als Zahnärztin würde es so formulieren: Bei der Therapie der Funktionsstörungen kommt es darauf an, dass eine gute Verzahnung mit ausreichender Abstützung der Zahnreihen hergestellt wird. Doch was meine ich damit? Idealerweise befinden sich die Gelenkscheiben richtig positioniert auf den Gelenkköpfchen – darauf richte ich all meine Maßnahmen aus. Allerdings ist dieses Ziel oft nur schrittweise zu erreichen. Da es in Fällen von Zahnverlust und Verlagerung der Kiefergelenke immer zu Kompensationsmechanismen in der Kaumuskulatur kommt, ist es nicht möglich, nach einer Kiefervermessung sofort neuen Zahnersatz herzustellen. Es muss zunächst die Situation mit der Schiene simuliert werden. Auf diese Weise können sich Kiefergelenke, Gelenkbänder und Kaumuskulatur an die neue Bisssituation gewöhnen. Die Gelenkscheibe erhält die Chance, sich richtig zu positionieren. Während dieser Phase der Schienentherapie sind Physiotherapie und Osteopathie sehr wirkungsvoll.

Carola (46) schläft keine Nacht durch

Carola ist Verkäuferin in einem Blumenladen. Ihre Tage sind stets gefüllt mit den unterschiedlichsten Aufgaben. Natürlich muss sie viel laufen und manchmal auch schwer heben. Wenn sie Feierabend hat, ist sie froh, dass sie sich ausruhen kann. Regelmäßig schläft sie vor dem Fernseher ein. Ihr Mann sagt schon gar nichts mehr, er kennt es nicht anders. Auch später, wenn sich Carola in ihr Bett legt, ist sie einfach nur müde – Einschlafprobleme kennt sie nicht. Jedoch schläft sie keine Nacht durch. Immer zwischen zwei und drei Uhr wacht sie auf. In ihrem Kopf kreisen alle möglichen Gedanken, sodass es ihr schwerfällt, wieder einzuschlafen. Am nächsten Tag steht sie schleppend auf und muss aufpassen, dass sie in der S-Bahn nicht einnickt.

Hintergrundinformationen zu Carolas Fall

Carolas Symptome sind Nackenverspannungen, Gelenkgeräusche an den Kiefergelenken und innere Unruhe bei gleichzeitiger Müdigkeit. Der Grund dafür, dass Carola regelmäßig in der Nacht aufwacht, ist, dass sie zuvor stark mit den Zähnen geknirscht und gepresst hat. Der Dauerstress führt zu einer andauernden Reizung der Muskeln und Nerven. Eine Untersuchung (genau gesagt eine Elektromyografie, EMG, die Messung des Ruhetonus während einer Muskelfunktionsmessung) bestätigt den Verdacht, dass die Muskulatur bei Carola gar nicht mehr zur Ruhe kommen kann. Die Muskeln sind ständig in Anspannung, was schließlich zu einer Erschöpfung des Systems führt. Daher kommen die Dauermüdigkeit, die Antriebslosigkeit, aber auch die Nervosität.

Therapie – das kann Carola selbst tun

Nur die Beseitigung der Ursache, in Carolas Fall des Dauerstresses, bringt Ruhe in das System. Dabei wird Carola mit Entspannungsmaßnahmen jeglicher Art geholfen. Selbstmassage, Ruhe und die Bewusstmachung, woher der Stress kommt, wirken Wunder.

Weitere Maßnahmen für Carola

Erfahrungsgemäß ändern Menschen ihre Art zu leben und mit Stress umzugehen nicht so einfach. Hier ist Rat von außen eine echte Hilfe. Akupunktur, eine Aufbissschiene und Physiotherapie unterstützen Carola außerdem.

Joseph (29) – schon in jungen Jahren das Kreuz mit dem Kreuz

Joseph studiert Jura. Man könnte auch sagen: Joseph studierte Jura, denn im Augenblick ist er krankgeschrieben. Er hat große Angst davor, sein Studium aufgeben zu müssen, denn seine Rückenschmerzen verhindern eigentlich alles, was damit in einem Zusammenhang steht. Länger als eine Stunde am Schreibtisch zu sitzen schafft Joseph nicht mehr. Eine Vorlesung zu besuchen ist nicht möglich. Aber selbst wenn es ginge – er kann sich nicht konzentrieren. Bereits morgens nach dem Aufstehen schmerzt der Rücken. Es fängt im Nacken an und zieht sich bis zur Lendenwirbelsäule hinunter.

Auf der Suche nach Hilfe hat Joseph schon verschiedene Orthopäden, Physiotherapeuten, Osteopathen und Neurologen konsultiert. Die Ärzte konnten keine Ursache für seine Beschwerden finden und die Therapeuten beklagten, dass bei seinen Muskelverspannungen keine Besserung zu erwirken wäre, ganz gleich, wie oft er zu ihnen käme. »Lassen Sie mal Ihre

Zähne untersuchen«, empfahl ihm ein Osteopath. Seine Zähne jedoch waren ausgezeichnet. Darauf war er stolz. Als Jugendlicher trug er jahrelang eine Zahnspange, zunächst eine herausnehmbare, dann eine feste.
Joseph legt großen Wert auf Zahnpflege. Er hat keine Füllung oder Krone, alle seine Weisheitszähne haben Platz im Kiefer. Was soll also mit den Zähnen sein? Genauso sah das auch der Zahnarzt, den er aufgesucht hatte.

Hintergrundinformationen zu Josephs Fall

Joseph leidet an vielen Symptomen: Er hat Rückenschmerzen im gesamten Rückenbereich, Nackenverspannungen und Kopfschmerzen. Außerdem knacken seine Kiefergelenke.

Was die Zähne anbelangt, so sind diese zwar wunderschön und auch gerade. Was Joseph jedoch nicht auffällt, sind die starken Schleifspuren an den Seiten- und Eckzähnen. Wenn er den Kiefer nach rechts oder links schiebt, muss er eine Ausweichbewegung machen, da seine Weisheitszähne im Weg sind. Auf den ersten Blick passen sie in den Kiefer, auf den zweiten und dritten Blick jedoch stören sie die Bewegungen erheblich.

Bei Störungen im Zusammenbiss oder Seitwärtsbewegungen (wie hier durch die Weisheitszähne) kommt es über die Muskelverkettungen häufig zu Beckenverschiebungen und einer Verkrümmung der Wirbelsäule.

Das Kieferknacken deutet bei Joseph auf eine Verlagerung der Gelenkscheibe hin (siehe auch Seite 105). Letztlich gerät durch all das die kieferorthopädische Behandlung von Joseph in den Fokus. Damals wurden die Zahnbögen zwar sehr schön ausgeformt, jedoch ohne Bezug zu den Kiefergelenken. Die Muskulatur, die den Unterkiefer in alle Richtungen ziehen kann, hat die Diskrepanz zwar ausgeglichen, richtig ist die Stellung deswegen aber nicht. Und genau dies ist zum Problem geworden.

Info **WARUM AUSWEICHBEWEGUNGEN SO HEIKEL SIND**

Ein großes Problem der Ausweichbewegungen ist, dass sie meistens nicht bemerkt werden. Bei Joseph sind die Weisheitszähne etwas schief aus dem Kiefer gewachsen. Das fällt nicht auf, wenn man sie nur bei geöffnetem oder geschlossenem Mund betrachtet. Bei Kieferbewegungen stoßen sie jedoch immer gegeneinander. Erst wenn der Kiefer eine kleine Ausweichbewegung macht, kann er sich weiterbewegen. Der Betroffene bemerkt das generell nicht, weil er sich an diesen Zustand gewöhnt hat. Allerdings wird diese Störung im Körper weiterverbreitet, was sich an einem Beispiel aus einer anderen Körperregion verdeutlichen lässt: Wenn Sie am kleinen Zeh eine Verletzung haben, können Sie Ihren Fuß trotzdem belasten. Sie halten den Fuß jedoch ein wenig anders. Wenn diese Schonhaltung länger andauert, erfahren die Fußgelenke eine unterschiedliche Abnutzung und die Störung kann irgendwann zu ernsthaften Problemen am Fuß oder Knie führen.

Therapie – das kann Joseph selbst tun

Joseph hilft nachhaltig nur eine Netzwerkarbeit zwischen Zahnarzt, Physiotherapeut und Orthopäde. Das, was er selbst tun konnte – Physiotherapie und Osteopathie –, hat er bereits getan.

Weitere Maßnahmen für Joseph

Weil seine Weisheitszähne die Seitwärtsbewegungen stören, sollten diese entfernt werden. Joseph benötigt überdies eine Korrektur seiner Bisslage und viel Physiotherapie.

Zunächst wird nach einer ganz genauen Vermessung eine Positionierungsschiene angefertigt. Diese soll Joseph möglichst 24 Stunden am Tag tragen. Nach wenigen Tagen lassen sich bei Joseph tatsächlich schon Besserungen diagnostizieren. Er schläft wieder durch und wacht morgens nicht mehr mit Rückenschmerzen auf. Joseph nimmt glücklicherweise bereits zwei Monate nach Therapiebeginn sein Studium wieder auf. Er kann sich wieder konzentrieren und an den Vorlesungen teilnehmen.

Monikas (46) Schilddrüse spielt verrückt

Als Monika zu mir zu einer Routineuntersuchung kommt, berichtet sie von Albträumen, durch die sie schweißgebadet aufwacht, einschlafen kann sie dann nicht mehr. »Können die schuld daran sein, dass meine Schilddrüse verrücktspielt und meine Ärztin diese nicht richtig einstellen kann?«, fragt sie mich.

Hintergrundinformationen zu Monikas Fall

Monika hat neben Schilddrüsenproblemen auch Nackenverspannungen, Rückenschmerzen, Schleifspuren an den Zähnen und Zungenimpressionen – es sind also Abdrücke auf der Zunge zu sehen, die vom Pressen der Zunge gegen die Zahnreihen kommen. Schilddrüsenprobleme können in der Tat durch dentalen Stress ausgelöst werden, da die Schilddrüse beidseitig der Luftröhre sitzt. Bei Dauerstress werden alle Kaumuskeln beziehungsweise die damit in Verbindung stehende Muskulatur stark in Anspruch genommen und angespannt. Diese verspannte Muskulatur drückt dann auf die Schilddrüse und kann so auch zu einer Fehlfunktion führen.

Ebenso kann es durch die muskelbedingte Verschiebung von Halswirbeln zur Reizung von Nervenzentren kommen, was zu einer Störung in der Hypophyse führen kann. Die Hypophyse ist die Hirnanhangsdrüse, die eine wichtige Steuerungsfunktion für den Hormonhaushalt besitzt.

Therapie – das kann Monika selbst tun

Monika sollte gegen das vorgehen, was sie stresst und zu Albträumen führt. Alles, was ihr guttut und was sie und ihre Muskeln entspannt, sollte sie oft durchführen, Massage und Wellness beispielsweise.

Weitere Maßnahmen für Monika

Sicherlich ist ihr mit einer Nachtschiene, die sie davor bewahrt, ihre Kaumuskulatur zu sehr zu beanspruchen, geholfen. Weiterhin sind Physiotherapie und Osteopathie sehr wichtig für sie. Monika helfen diese Maßnahmen: Nach der Schienentherapie und der Osteopathie hat sie keine Schilddrüsenproblematik mehr. Diese hat sich mit den Muskelverspannungen quasi mit aufgelöst.

Milan (34) – die Psyche war noch nie sein Problem

Milan ist groß und kräftig. Er wirkt, als könnte er Bäume ausreißen, aber tatsächlich geht es ihm seit zwei Jahren nicht gut. Angefangen hat das Ganze mit einem Tinnitus, dann kamen Zahnschmerzen dazu. Den Grund dafür konnten etliche unterschiedliche Ärzte und Therapeuten jedoch nicht herausfinden. Milan hat sein gesamtes Geld für verschiedenste Therapien ausgegeben. Nun steht sogar seine Beziehung auf dem Spiel, denn seine Freundin hat keine Lust mehr, ständig sein Jammern zu hören. Wenn er ehrlich ist, geht es ihm auch so.

Manchmal kommen ihm Suizidgedanken. Jeden Tag schmerzt es an einer anderen Stelle. Alle Ärzte sagen das Gleiche: »Wir finden nichts. Sie sind gesund. Es ist ihre Psyche, die krank ist.« Können seine Zahnschmerzen von der Psyche kommen? Das kann er sich nur sehr schwer vorstellen.

Nun hat Milan sogar einige Wurzelbehandlungen neu durchführen lassen. Die neuen Wurzelfüllungen sind aber nicht un-

bedingt besser als die, die er hatte – die Zähne tun immer noch weh. Der Schmerz durchzieht seinen ganzen Kiefer, er reicht vom Ohr bis zum Kinn. Leider mussten zwei Zähne entfernt werden. An anderen haben die Zahnärzte so viel geschliffen, dass er nun schon gar nicht mehr weiß, wie er zubeißen soll. Schon lange passt der Biss nicht mehr.

Hintergrundinformationen zu Milans Fall

Milan hat viele Symptome: Kopfschmerzen, Zahnschmerzen, Kiefergeräusche, fehlende Zähne, der Biss stimmt nicht und er fühlt sich frustriert und niedergeschlagen. Warum ist das so? Milans Statik ist vollkommen durcheinander geraten. Die Kauebene stimmt nicht. Da ihm Seitenzähne fehlen und zusätzlich andere Zähne zu kurz sind, passt bei ihm im Mund nichts so richtig zusammen. Einige Zähne wurden auf sein Bitten hin eingeschliffen. Kurzfristig gab es eine leichte Besserung, im Grunde jedoch war es falsch, Zähne zu beschleifen. Denn zum »richtigen Biss« ist er so nicht gekommen.

Es kommt hinzu, dass bei Milan sowohl die Kau- als auch die Nacken- und die Rückenmuskulatur in ihrer Funktionsweise verändert sind, da sie die Bissveränderungen jeweils kompensiert haben, wodurch bestimmte Muskelgruppen falsch belastet wurden. Dies führte zu weiteren Problemen in der Statik und im Hormonhaushalt.

Durch die muskuläre Dauerspannung kommt Milan auch in der Nacht nicht wirklich zur Ruhe. Anstatt morgens erholt aufzuwachen, fühlt er sich gerädert. Sein Körper konnte sich auch nicht entspannen – seine Kaumuskeln haben gearbeitet, denn er hat im Schlaf die Zähne fest zusammengebissen. Aus diesem Grund hat Milan Kopfschmerzen, ist sein Nacken steif und tobt der Tinnitus. Die muskuläre Dauerspannung, ihre Folgen für den Organismus und die Tatsache, von vielen Ärzten einfach weggeschickt zu werden, weil diese keine organische Ursache für die

Info: WARUM NEGATIVE GEDANKEN SO PROBLEMATISCH SIND

Es ist ein Teufelskreis. Denn natürlich beeinflusst die Psyche den Körper und einen Krankheitsverlauf. In der tibetischen und chinesischen Medizin geht man sogar so weit zu sagen: »Jede Erkrankung ist das äußere Zeichen eines seelischen Ungleichgewichts.« Diese Sichtweise haben wir in Europa so nicht. Fakt ist: Wir können mit unseren Gedanken den Verlauf einer Erkrankung beeinflussen und wir können uns krank denken. Durch unsere Psyche, also unsere Gedanken, können wir Einfluss auf unseren Hormonhaushalt und das vegetative Nervensystem nehmen. Es gibt fantastische Studien über die Wirkung von Placebos und das Gegenteil, der Nocebowirkung.

Beschwerden finden, zermürbt einen mit der Zeit. Da es sich um eine funktionelle Störung handelt, ist eine organische Ursache nicht zu finden.

Therapie – das kann Milan selbst tun

Wenn wir uns krank denken können, dann können wir uns im Umkehrschluss auch gesund denken. Dieser Satz mag auf den einen oder anderen vielleicht ketzerisch wirken, in meinen Augen ist er jedoch richtig. Sicherlich gibt es Krankheitsabläufe und -zustände, bei denen es zu spät ist und die Gedanken nichts mehr ausrichten können, aber in den meisten Fällen funktioniert dieser Prozess sehr gut. Wichtig ist: Wir müssen uns Zeit nehmen für unsere Genesung. Der Körper hat viel zu verarbeiten.

Milan hilft es allerdings nicht, wenn man ihm beiläufig auf die Schulter klopft und sagt: »Das wird schon. Du bist ein starker Mann. Reiß dich zusammen, denke positiv.« Milan braucht professionelle Hilfe. Er kann und sollte einen Coach aufsuchen, der ihn dabei unterstützt, seine Gedanken und seine Psyche aufzuräumen. Das hilft ihm, sich selbst besser zu verstehen. Es ist wichtig für ihn, sich nicht mehr als Opfer zu betrachten. Er selbst entscheidet, wie es in seinem Leben weitergeht. Wenn er die Entscheidung trifft, sein Leben in den Griff zu bekommen, hat er schon viel gewonnen. Oft ist es einfacher, Schuld im Umfeld zu suchen. In sich hineinzublicken ist oft schmerzlich.

Es hilft Milan, sein Selbstbewusstsein aufzubauen, wenn er täglich die Dinge niederschreibt, die ihm am Tag gut gelungen sind. Mit der Zeit hält er ein Buch über die positiven Dinge seines Lebens in der Hand, das Buch seiner Erfolge.

Weitere Maßnahmen für Milan

Sicherlich helfen Maßnahmen, die die verspannte Muskulatur lockern. Physiotherapie, Osteopathie und Entspannungstechniken haben ihre Berechtigung.

Da bei Milan jedoch die gesamte Statik nicht mehr stimmt, ist es wichtig, diese wiederherzustellen. Das geht am besten, indem zunächst die Kauebene eingestellt wird. Dafür wird eine Positionierungsschiene verwendet, allerdings muss hierfür ganz genau Milans Kauebene bestimmt werden. Dies ist der wichtigste Fak-

Info — WARUM DAS AUFSCHREIBEN GUT TUT

Milan weiß im Augenblick nicht, was er im Leben machen möchte. In seinem augenblicklichen Job ist er nicht glücklich. Seine Partnerschaft läuft auf Sparflamme. In einem solchen Fall hilft es, die Dinge aufzuschreiben, die einen richtig glücklich gemacht und erfüllt haben. Davon sollte sich Milan dann mehr schaffen, um so von seinen negativen Gedanken loszukommen.

tor – die wichtigste Messung. Im Anschluss müssen Maßnahmen zur Entspannung der Muskeln durchgeführt werden. Blockaden in der Wirbelsäule, besonders in der Halswirbelsäule, gilt es zu lösen. Wenn dies geschehen ist, kann ein funktionierender Zahnersatz im richtigen Biss hergestellt werden.

Zum Zusammenhang zwischen dentalem Stress und CMD

CMD steht, wie an anderer Stelle schon erläutert, für Craniomandibuläre Dysfunktion. Cranium ist der Schädel, Mandibula der Unterkiefer und Dysfunktion bedeutet Funktionsstörung. Man könnte auch sagen, die CMD ist eine dentale Stresskrankheit, denn sie hat sehr viel mit Stress zu tun. Genauer gesagt: Sie hat ihren Ursprung im Stress, im dentalen Stress.

Wie entsteht dentaler Stress?

Dentaler Stress ist Stress im Kauapparat. Dabei handelt es sich um ein sehr komplexes Geschehen. Dass vieles an den Zähnen hängt beziehungsweise mit den Zähnen in Verbindung steht, haben Sie ja in den vielen Geschichten schon gesehen, die ich Ihnen vorgestellt habe. Das hat grundsätzlich damit zu tun, dass jeder Zahn bindegewebig im Knochenfach aufgehängt ist, wo er von Blutgefäßen, Nerven und den Lymphgefäßen versorgt wird. Wie stark er belastet und in sein Knochenfach hineingedrückt wird, entscheiden das Gehirn, die Psyche und die Muskulatur. Allein in diesem sehr groben Überblick zu den Strukturen wird klar, dass in diesem System viele Mitspieler ein Problem melden könnten. Wenn ich es mir recht überlege, erstaunt es mich meist viel mehr, wenn in dem einen und anderen Fall alles problemfrei läuft.

Wie äußert sich dentaler Stress?

Dentaler Stress besteht, wenn

- die Zähne nicht richtig aufeinander passen.
- die Kiefer nicht richtig zueinander passen.
- der Unterkiefer verlagert ist.
- die Kiefergelenke verlagert sind.
- die Gelenkscheibe verschoben ist.
- die Gelenke Geräusche verursachen.
- die Kaumuskulatur verspannt ist.

Dentaler Stress beeinträchtigt mit der Zeit den ganzen Körper und das gesamte Wohlbefinden. Der Körper versucht sich selbst zu helfen und kompensiert, wo er nur kann: Muskeln übernehmen die Funktion anderer Muskeln, der Unterkiefer wird von der Muskulatur in eine Position gezogen, in der die meisten Zähne in Kontakt stehen, Zähne verändern ihre Lage, sie verlängern sich, kippen und rotieren. Nicht selten versucht das System ein Hindernis zu zerbeißen – wir kennen alle den Spruch »Das beißt sich schon ein«, nachdem eine neue Füllung oder Krone gemacht wurde.

Mit den Sprichwörtern »Beiß deine Zähne zusammen« oder auch »Zähne zusammenbeißen und durch« wird viel darüber ausgesagt, wie unsere Gesellschaft über Problemlösung denkt. Vieles wird im wahrsten Sinne des Wortes zermalmt. Wie häufig versuchen wir ein Problem tatsächlich so aus der Welt zu schaffen? Dabei kann es sich um ein dentales oder auch um ein seelisches Problem handeln.

Das Tückische am dentalen Stress ist, dass das System nicht zur Ruhe kommt. Die Muskulatur wird ständig angespannt und hat keine Zeit, den Tonus herunterzufahren. Dadurch hat das System auch in der Nacht keine Möglichkeit zu regenerieren. Schlaf bietet keine Erholung mehr. Ich erläutere meinen Patienten die Situation gerne mit den Worten: »Sie arbeiten auch in der Nacht.« Betroffenen fehlen dadurch gute 40 bis 50 Prozent ihrer Energie – Stress und Angst bestimmen den Alltag.

Wie viele Menschen sind von CMD betroffen?

Die CMD ist eine sehr verbreitete Krankheit. Sieben Millionen Deutsche »leiden« daran. Und: Die Anzahl steigt stetig. Allerdings bedeutet das nicht, dass diese Menschen ihre Erkrankung merken und sie ihnen bewusst wäre. Lange Zeit konnten viele der Patienten, die ich auf die Problematik ansprach, mit dieser Information nichts anfangen. Für mich war das sehr frustrierend, da ich vorhersehen konnte, wie es weitergehen würde und die Menschen unbedingt vor den Folgen der CMD bewahren wollte. Heute weiß ich, dass Aufklärung sehr wichtig ist, gehandelt wird jedoch meist erst, wenn wirklich Symptome fühlbar sind, und dies ist oft sehr spät.

Info **DIE STADIEN DER CMD**

1. In Stadium 1 spricht man von einer verdeckten CMD, die nur durch spezielle Diagnoseverfahren erkannt werden kann. Dem Patienten ist die Erkrankung nicht bewusst, weil sie keine klinischen Symptome zeigt. Diese Form ist nicht behandlungsbedürftig.
2. In Stadium 2 hat die CMD klinische Symptome, aber der Patient hat keine Schmerzen. Zu den klinischen Symptomen gehören unter anderem Schliffflächen an den Zähnen, empfindliche Zähne und Gelenkgeräusche. Auch hier ist dem Betroffenen nicht bewusst, dass er an einer Erkrankung leidet, die ihn im Griff hat. Die Ärzte müssen sehr vorsichtig sein, wenn sie bissverändernde Maßnahmen durchführen, wie zum Beispiel die Versorgung mit Kronen, aber auch bei Maßnahmen, die die Statik verändern, wie zum Beispiel Schuheinlagen. Wenn die Statik unkontrolliert verändert wird, kann dies zum Schaden des Betroffenen sein.
3. In Stadium 3 liegen sowohl klinische Symptome als auch Schmerzen vor. Menschen, die sich in dieser Phase befinden, suchen in der Regel selbst nach Hilfe.

Den Folgen einer CMD frühzeitig entgegenwirken

In dem frühen Stadium kann eine CMD nur erkannt werden, wenn ein Zahnarzt den Biss mit speziellen Diagnoseverfahren analysiert, was beispielsweise vor einer größeren Zahnsanierung gemacht wird. Bitte denken Sie jetzt nicht, das sei Geldverschwendung! Diese Diagnostik ist als eine Art EKG des Kiefergelenkes anzusehen, als Prophylaxe für einen gut eingestellten Biss und einen gesunden Rücken.

Rückenprophylaxe beim Zahnarzt, das klingt zwar zunächst verrückt – ich gebe zu, an diesen Gedanken muss man sich erst gewöhnen. Aber es ist eigentlich nichts anderes, als wenn Sie zum Arzt zur Vorsorgeuntersuchung gehen. Sie gehen ja nicht erst zur Vorsorge, wenn Sie denken oder wissen, dass Sie krank sind. Ist die Vorsorgeuntersuchung deswegen Geldverschwendung? Wohl nicht.

So gesehen ist auch eine Rückenvorsorgeuntersuchung sinnvoll, denn haben wir nicht alle Angst vor einem Hexenschuss, einem Bandscheibenvorfall oder Tinnitus? Da die CMD hier oftmals eine Rolle spielt, sollten wir in dieser Sache eine Vorsorgeuntersuchung beim Orthopäden und beim entsprechenden Zahnarzt durchführen lassen.

Wie entsteht die CMD?

Es gibt viele Möglichkeiten für die Entwicklung einer CMD, schließlich handelt es sich um ein komplexes Geschehen. Wichtig ist vor allem zwischen absteigenden und aufsteigenden Ursachen zu unterscheiden.

Absteigende Ursachen

80 Prozent aller Ursachen gehören zu den absteigenden. Das bedeutet: Die Ursache liegt im Kausystem und im Kopfbereich. In

diesem Bereich sind besonders viele Nervenverknüpfungen angesiedelt. Tatsache ist überdies: Der Biss bestimmt die Kopfhaltung, diese wiederum bestimmt die Körperhaltung.

Eine CMD im Kausystem kann auf vielfältige Weise entstehen:

- Der Zahnarzt nimmt einen falschen Biss für einen Zahnersatz. Das geht schnell und ist von keinem gewollt. Beim Einsetzen der Krone oder Brücke passen die Kontaktbeziehungen dann allerdings nicht richtig. Oft scheint sich der Biss nach einer Weile »einzubeißen«. Allerdings wird nicht die Krone oder Brücke niedriger, stattdessen greifen Kompensationsmechanismen ein und die Kaumuskulatur bewegt den Unterkiefer anders zum Oberkiefer. Der eine Muskel zieht etwas stärker, der andere wieder schwächer – so entsteht eine neue leicht veränderte Position. Nicht umsonst gibt es das Sprichwort: »Der Mensch gewöhnt sich an fast alles.« Das stimmt auch. Es ist jedoch nicht immer gut.
- Viele Menschen verarbeiten Stress durch Pressen und Knirschen mit den Zähnen und der Zunge. Manche beißen auch auf Lippen und Wangen und ziehen sich richtige Verletzungen zu. Interessanterweise ist diese Tatsache vielen gar nicht bewusst. Es wird meist in der Nacht gepresst und geknirscht. Doch überdies gibt es auch »Kieferarbeit«, während wir am PC sitzen oder anderweitig konzentriert einer Aufgabe nachgehen. Meinen Patienten gebe ich gerne den Rat, einen Smiley-Aufkleber auf den Monitor zu kleben. Dieser soll sie daran erinnern, die Kiefer locker zu lassen.
- Selbstverständlich kann es auch einen anderen Grund geben, mit den Zähnen zu pressen oder zu knirschen. Wir können dentalen Stress haben. Das kann an einer zu hohen oder zu niedrigen Füllung oder Krone in unserem Mund liegen, Weisheitszähnen, die den Biss stören, unpassendem Zahnersatz und schief stehenden oder gar fehlenden Zähnen.

Info **ZUSAMMENHANG VON HALTUNG UND BISS**

Strecken Sie den Kopf nach vorn, dann zur Seite und nach hinten. Achten Sie dabei auf Ihre Zahnreihen. Bei jeder Kopfbewegung stehen die Zahnreihen in einem anderen Verhältnis zueinander und die Zähne haben eine andere Kontaktbeziehung. Daher ist es wichtig, dass Zahnärzte den »richtigen Biss« nehmen, wenn sie einen Zahnersatz herstellen. Aber gerade der »richtige Biss« ist eine der schwierigsten Aufgaben eines Zahnarztes. Sobald der Patient eine Narkose hat, beißt er anders zu. Liegt ein Patient und dreht den Kopf zum Arzt, beißt er wieder anders zu.

Aufsteigende Ursachen

20 Prozent aller Ursachen sind aufsteigend. Das bedeutet: Die Ursache liegt in einem andern Bereich als dem Kopf. Die CMD kann dann beispielsweise auf Fußprobleme, unterschiedliche Beinlängen oder Hüftprobleme zurückzuführen sein. In einem solchen Fall ist es wichtig, dass ein Orthopäde dieses Problem diagnostiziert und behandelt. Oft helfen schon entsprechende Schuheinlagen. Doch Achtung: Ist die CMD absteigend, bewirken Schuheinlagen genau das Gegenteil.

Nicht zu unterschätzen sind die Folgen von Fehlhaltungen in Beruf und Hobby. Ob es das Halten des Telefonhörers mit der Schulter, das Kauen auf einem Stift oder die gebückte Haltung beim Basteln ist, das alles führt über einen längeren Zeitraum zu Haltungsschäden.

Auf diese Weise kann eine aufsteigende CMD entstehen:

- Muskuläre Fehlfunktionen und Fehlhaltungen können beträchtliche Faktoren sein. Besonders weit verbreitet sind Fehlhaltungen am PC. Meist wird der Kopf vorverlagert und – durch das Arbeiten mit der Maus – der gesamte Oberkörper asymmetrisch gehalten.

- Insgesamt sitzen die meisten von uns zu viel und atmen dadurch zu flach. Der Brustkorb verkrümmt. Wenn der Brustkorb jedoch nicht genügend gedehnt wird, verkümmern die Rippenmuskeln. Kompensatorisch treten dann wieder andere Muskeln ein, die den Kopf drehen und halten. Es ist die Nacken- und Halsmuskulatur. Auf Dauer führt diese Fehlbelastung jedoch zu Verspannungen und Haltungsproblemen.
- Fußdeformationen und anatomisch bedingte Beinlängendifferenz sowie Blockaden im Becken und der Hüfte können ebenfalls eine CMD »von unten« verursachen.

Auf eine vollständige Atmung achten

Bei einer vollständigen Atmung, auch Vollatmung genannt, arbeiten die gesamte Wirbelsäule, die Rippen sowie der Bauchraum mit. Alles ist und bleibt in Bewegung. Achten Sie einmal bewusst auf Ihre Atmung. Legen Sie eine Hand auf den Bauch und die zweite auf Ihre Brust. Achten Sie beim Einatmen darauf, dass sich die Bauchdecke hebt.

Sehr häufig erlebe ich, dass Menschen beim Einatmen den Bauch einziehen. Das sollte genau anders herum sein. Denn beim Einatmen kommt Volumen in den Körper. In unserer Kultur der Hektik muss diese Selbstverständlichkeit oftmals wieder geübt werden. Sehr hilfreich sind dazu Übungen, bei denen ganz bewusst auf die Atmung geachtet wird. Denn tatsächlich ist die Atmung das elementarste Lebenszeichen. Obwohl – oder gerade weil – wir unbewusst und automatisch atmen, ist es sehr sinnvoll über die Atmung nachzudenken.

Eine flache Atmung versorgt unseren Körper nur ungenügend mit Sauerstoff und auf dem Rückweg – der Ausatmung – wird zu wenig Kohlendioxid ausgeschieden. Unsere Körperzellen werden demnach ungenügend versorgt und ihr Müll wird nicht abtransportiert. Jeder kann sich vorstellen, dass dies nur eine Zeit lang gut geht.

Info **ZWEI ATEMÜBUNGEN AUS DEM YOGA**

1. Setzen Sie sich aufrecht hin, ohne sich jedoch anzulehnen. Ich empfehle die Augen zu schließen, damit Sie sich ganz auf Ihre Atmung konzentrieren können. Legen Sie eine Hand flach auf den Brustkorb und die andere auf den Bauch. Atmen Sie tief ein und aus. Achten Sie darauf, dass sich beim Einatmen Brust und Bauch füllen und wölben. Das klingt logisch, ist jedoch bei vielen nicht so. Viele atmen genau umgekehrt. Auf diese Weise atmen Sie einige Minuten. Konzentrieren Sie sich nur auf den Atem. Mit der Zeit wird er ruhiger. Wenn es Ihnen hilft, können Sie beim Ausatmen einen Ton tief in der Kehle machen.
2. Die zweite Atemübung ist der ersten sehr ähnlich. Sie atmen jedoch nicht in einem Zug aus, sondern in mehreren Etappen und pulsartig. Dann atmen Sie wieder tief ein und atmen in Etappen wieder aus.

Im Yoga gibt es sehr viele wertvolle Atemübungen. Es lohnt sich, sich diese einmal genauer anzusehen, weil ich in diesem Buch nur auf zwei Atemübungen (siehe oben) eingehen kann.

Die CMD-Symptome in der Übersicht

Die Symptome der CMD sind sehr vielfältig, denn streng genommen ist die CMD keine Krankheit, sondern eine Funktionsstörung. Da sich diese Funktionsstörung eben an unterschiedlichen Orten im Körper manifestieren kann, sind sehr viele Symptome möglich.

Zahnsymptome

- Zahnschmerzen, oft auch wandernde Zahnschmerzen, die an unterschiedlichen Zähnen zu finden sind
- Empfindliche Zahnhälse
- Freiliegende Zahnhälse
- Defekte an den Zahnhälsen
- Zurückgehendes Zahnfleisch
- Schleifspuren an den Zähnen, im Extremfall so massiv, dass nur noch die Hälfte des ursprünglichen Zahnes vorhanden ist
- Zahnlockerung

Symptome im Mund

- Brennen der Schleimhaut im Mund: Wangenschleimhaut, Gaumenschleimhaut, Zungengrund
- Zungenbrennen
- Einbissspuren und Zahnabdrücke am Zungenrand
- Bisspuren an der Wangenschleimhaut

Kiefergelenksymptome

- Knacken der Kiefergelenke
- Reiben der Kiefergelenke
- Schmerzen der Kiefergelenke
- Reduzierte Mundöffnung (der Mund geht nicht weit auf)
- Kiefersperre (der Mund kann nicht geschlossen werden)

Muskelsymptome

- Verspannungen der Kau- und Nackenmuskulatur
- Schmerzen der Kau- und Nackenmuskulatur
- Verspannungen der Schultermuskulatur
- Schluckbeschwerden
- Räusperzwang
- Heiserkeit
- Sprechprobleme

Ohrsymptome

- Ohrgeräusche
- Tinnitus
- Druck auf den Ohren
- Hörsturz
- Probleme beim Druckausgleich
- Jucken im Ohr
- Ohrenschmerzen
- Schwindelanfälle

Augensymptome

- Augenflimmern
- Augenbrennen
- Augentränen
- Augenschmerzen
- Sehstörungen

Weitere Schmerzsymptome

- Kopfschmerzen
- Gesichtsschmerzen
- Druck am Kopf

Rückensymptome

- Blockaden an der Hals- oder Lendenwirbelsäule
- Bandscheibenvorfälle
- Schmerzen am Rücken
- Schulterschmerzen

Weitere physische Symptome

- Magen-Darm-Probleme
- Hüftprobleme
- Knieprobleme
- Fußprobleme

Psychische Symptome

- Unruhe
- Gereiztheit
- Depression
- Schlaflosigkeit

Diagnostik und Therapie von CMD-Erkrankungen

Aufgrund der ganzen Reihe möglicher Symptome sind Diagnostik und Therapie der CMD nicht einheitlich. Vielmehr muss die Therapie sehr individuell zusammengestellt werden. In der Regel muss fachübergreifend gearbeitet werden. Genau dies bedarf viel Koordination und ist nicht immer einfach.

Die meisten Patienten, die zu mir wegen einer CMD-Problematik kommen, haben viel zu lange gewartet, viele haben auch bereits zahlreiche unterschiedliche Ärzte besucht – ohne Erfolg. Manche sind dadurch depressiv, andere aggressiv geworden, weil ihnen keiner helfen konnte.

Tatsächlich braucht man als Arzt viele Jahre Erfahrung, um in diesem Thema mitreden zu können und um sich ein Netzwerk an verschiedenen Spezialisten zu erarbeiten, die den Patienten entsprechend helfen. Viele Mediziner beschäftigen sich mit dem Thema CMD nicht, weil es sehr komplex und auf den ersten Blick unüberschaubar ist.

Info

CMD ALS VERLEGENHEITSDIAGNOSE

Manchmal wird die Diagnose CMD von Ärzten gestellt, weil keine andere greifbar ist, so ähnlich wie atypischer Gesichtsschmerz oder Burn-out.

Sind solche Begriffe erst einmal in die Welt gesetzt, ist es schwer, sie wieder abzulegen. Es fehlen oft eindeutige Beweise in die eine oder andere Richtung. Selbstverständlich können Kopfschmerzen, Tinnitus und Rückenbeschwerden auch eine gänzlich andere Ursache haben. Daher ist eine fundierte Diagnostik sehr wichtig.

So geht ein Fachmann vor

Diagnostik und Therapie der CMD sollten nur vom Fachmann durchgeführt werden. Dieser befragt den Patienten sehr gründlich, denn nur durch eine gewissenhafte Anamnese findet der Arzt heraus, welchen Hintergrund der Patient mitbringt. Dazu kommt, dass Patienten es nicht gewöhnt sind, ihrem Zahnarzt von Rücken- oder Darmproblemen zu erzählen. Auf CMD spezialisierte Praxen haben in der Regel Fragebögen, mit deren Hilfe alles Wichtige erfasst wird.

Als Nächstes sollte der Zahnarzt eine entsprechende klinische Untersuchung, die klinische Funktionsanalyse, durchführen. Bei dieser Untersuchung kann festgestellt werden, ob der entsprechende Patient nur ein muskuläres oder ein dentogenes oder ein kombiniert muskulär-dentogen-arthrogenes Problem hat. Letztgenanntes bedeutet, dass alle drei Bereiche betroffen sind: die Muskulatur, die Zähne und die Kiefergelenke. Ist das der Fall, heißt es, dass beim Patienten der richtige Biss ermittelt werden muss. Nur die computerunterstützte Analyse führt hier zu Erkenntnissen – manchmal ist dies ein langwieriger Prozess und dauert einige Monate. Aber es hat in der Regel ja auch Jahre gebraucht, bis es in Sachen CMD soweit kam.

Wie wird ein falscher Biss reguliert?

In der Regel müssen speziell angefertigte Aufbissschienen über einen bestimmten Zeitraum getragen werden. Solange der Patient die Schiene im Mund hat, bringt diese den Unterkiefer in die gewünscht Position. Die Kieferbeziehung wird stabilisiert. Da in der Regel immer Muskelverspannungen vorliegen, sind begleitende physiotherapeutische und osteopathische Maßnahmen sehr wertvoll. Meist funktioniert die Therapie nicht ohne diese Maßnahmen. Nach einer Weile, die zwischen vier bis zwölf Wochen dauert, reguliert sich die Funktionsstörung: Die Muskelspannung sinkt, die Kiefergelenksbeweglichkeit und die Mundöffnung erhöhen sich, Schmerzen verschwinden oder sind zumindest sehr stark reduziert.

In der Regel dauert dieser Prozess zwölf Wochen. In dieser Zeit trägt der Patient die Schiene möglichst ständig. Das bedeutet: Nicht nur in der Nacht!

Nach drei Monaten wird die Funktionsstörung nochmals genauestens untersucht. »Was besteht noch? Wo ist noch Handlungsbedarf?«, fragt der Arzt.

Nun gehen die Behandlungswege in unterschiedliche Richtungen: Es kann sein, dass ein Patient sein muskuläres Gleichgewicht gefunden hat und seinen psychischen Stresspegel reduzieren konnte. Tagsüber ist bereits alles gut, in der Nacht presst und knirscht er aber weiterhin unkontrolliert und unbewusst mit den Zähnen. Die Schiene, die zur Nachtschiene geworden ist, wird nun nur noch nachts getragen, und zwar auf unbestimmte Zeit.

In einem anderen Fall kann es sein, dass der Zahnarzt feststellt, dass der Zahnersatz keine stimmige Kontaktbeziehung zum Gegenkiefer hat. In diesem Fall sollte dieser Zahnersatz erneuert werden, andernfalls kann die Funktionsstörung nicht beseitigt werden.

Letztlich gibt es eine ganze Reihe unterschiedlicher Therapieansätze, die sehr individuell zu betrachten sind:

- Weisheitszähne können den Biss stören. Dann sollten diese entfernt werden.

- Gekippte oder herausgewachsene Zähne können zu Störkontakten führen. Diese können in wenigen Fällen eingeschliffen werden, meist ist die Störung jedoch erst dann beseitigt, wenn der entsprechende Zahn aufgerichtet, überkront oder entfernt wird.
- Bestehende Zahnlücken führen in der Regel zu Störungen und sollten daher wieder aufgefüllt werden. Die Möglichkeiten hierfür sind individuell und vielfältig. Es stehen Brücken, Implantate und verschiedenste Prothesen zur Verfügung.
- Zahnreihen, die nicht zueinander passen, müssen mit einer Zahnspange ausgeformt werden.

Geduld ist vonnöten

Es ist mir sehr wichtig, eine grundlegende Regel mit Ihnen zu teilen: Will man einen falschen Biss neu einstellen, geht es nicht nur um die richtigen Kontaktbeziehungen zwischen den einzelnen Zähnen, sondern auch um ein neues muskuläres Gleichgewicht und die Einstellung der gesamten Körperstatik. Eine solche Therapie funktioniert nicht in einer Woche und auch nicht in einem Monat. Nehmen Sie sich gerne sechs Monate Zeit, manchmal wird die Geduld noch mehr auf die Probe gestellt.

Weiterhin ist es elementar wichtig, den Biss nicht zu schnell und voreilig einzustellen, etwa indem man nur eine wunderschöne Krone aus Keramik herstellt. Die Schienentherapie ist elementar, denn die Muskulatur braucht Zeit zur Regeneration. Erst nach ausreichender Zeit dafür sowie für die Anpassung und Gewöhnung kann der neu gefundene Biss definitiv in Zahnersatz und eine neue Kauflächenkonstruktion umgesetzt werden.

Wie kann man es vermeiden, an einer CMD zu erkranken?

So wie ein Infarkt oder Schlaganfall oder Bandscheibenvorfall nicht wirklich über Nacht kommt, so entwickelt sich auch eine CMD nicht von jetzt auf gleich, sondern über einen längeren Zeitraum. Der Körper sendet viele Signale, die von uns nur untersucht und gedeutet werden müssen. Allzu häufig übersehen wir diese jedoch und machen weiter, bis es tatsächlich nicht mehr geht und der Körper uns zum Innehalten zwingt.

Bei der CMD handelt es sich um eine allumfassende Funktionsstörung, bei der viele Strukturen betroffen sind. Es ist nie der eine schiefe Zahn oder die eine Nacht, in der der Stress vom Vortag im wahrsten Sinne des Wortes durchgekaut wurde. Es handelt sich um eine degenerative Erkrankung, die meist Jahre braucht, bis sie für uns ganz fühl- und sichtbar zum Tragen kommt. Der Tag, an dem Sie mit einem Hörsturz aufwachen, hat sich schon lange zuvor angekündigt. Eine simple Kleinigkeit hat das Fass zum Überlaufen gebracht. Der Körper, der bislang so viel kompensiert hatte, kann nicht mehr. Nun wird es ernst.

Um eine CMD zu vermeiden, müssen Sie nur vorher auf Ihren Körper und seine Signale hören.

Vor allem beim Faktor Stress verschließt ein großer Teil der Menschen gerne die Augen. Dabei ist bei Stress entscheidend, dass das Maß stimmt, denn ein gewisser Stresspegel gehört zum Leben dazu.

Stress bis zu einem gewissen Grad ist sogar wichtig für Sie. Ungesund wird er erst, wenn es keinen Ausgleich mehr gibt, wenn Sie nicht genug schlafen und zu wenig Ruhezeiten einplanen. Sie merken dies daran, dass Sie flach atmen, eine leicht gekrümmte Körperhaltung einnehmen und sehr unruhig sind. Stress hat viele Gesichter.

Das Wort Stress wird heute sehr schnell gebraucht. Ein Spurt, um die Bahn zu erwischen, ist aber nicht unbedingt Stress. Ebenso wenig ist das der Fall, wenn man mal durch einen Tag hetzt, weil sehr viele Erledigungen zu bewältigen sind – manchmal kommt einfach alles zusammen.

Gefährlich ist der emotionale Stress, der oft gar nicht als Stress erkannt wird – die innere Unzufriedenheit, die Unzufriedenheit mit dem Job, den Aufgaben, die es zu erfüllen gibt, dem Privatleben. Unerfüllte Sehnsüchte können sehr starke Blockaden bewirken, die den gesamten Körper unter Spannung setzen. Oft sind den Betroffenen die Zusammenhänge nicht bewusst.

Da ist zum Beispiel der Mann, der zu Hause nichts zu sagen hat. Er ist in seinem Kiefer massiv verspannt und verhärtet, im wahrsten Sinn des Wortes bekommt er die Zähne kaum auseinander. Tatsächlich reichen die Wurzeln des Übels bei ihm weit zurück, denn er bekam von seiner Mutter ständig den Satz zu hören: »Halt den Mund.« Zusätzlich hat dieser Mann auch noch einen Job, in dem er nichts zu sagen hat, sondern nur Dinge abarbeiten muss. Mich erstaunt es nicht, wenn dieser Mann irgendwann mit einem Tinnitus auf meinem Behandlungsstuhl sitzt. Aber würde das Umfeld dieses Mannes wirklich sagen, dass er Stress habe? Höchstwahrscheinlich nicht.

Stress ist etwas ganz Individuelles. Was für den einen Stress bedeutet, ist für einen anderen pure Lebensfreude.

Energiespender und Energiesauger

Das Energiefeld unserer Umgebung und unseres Umfelds färbt auf uns ab. Das bedeutet: Es macht Sinn, darüber nachzudenken, ob die Menschen, mit denen Sie sich umgeben, Ihnen wirklich gut tun oder ob sie nur Energiesauger für Sie sind. Dann müssen Sie sich klar machen, dass nur Sie allein Ihr Umfeld ändern können. Und dabei gilt: Auch einen Chef kann man wechseln.

Vor einiger Zeit hatte ich einen Patienten, bei dem es in der Therapie nicht wirklich gut voran ging. Es wurde alles in kleinen Schritten ein wenig besser, aber einen richtig glücklichen Eindruck machte mein Patient trotzdem nicht. Dementsprechend war auch seine Muskulatur nach wie vor hart. Bis er eines Tages wie ausgewechselt zu mir kam. Ich staunte, denn die meisten Verspannungen waren weg und er konnte seinen Mund wieder weit öffnen. Was war geschehen? Er hatte seinen Job gekündigt. Einen Job, bei dem er jede Woche tagelang auf Dienstreisen und einem hohen Stresspegel ausgesetzt war. Einen Sinn hatte er schon lange nicht mehr in dieser Tätigkeit gesehen.

Mein Patient hatte für sich das einzig Richtige getan. Er nahm einen karitativen Job an, der ihn ausfüllt. Ein Job, bei dem er zwar weniger verdient, der ihm jedoch einen Reichtum gibt, der mit Geld nicht aufzuwiegen ist: Zufriedenheit.

Das Energiefeld unserer Umgebung wirkt ebenso auf unseren Körper wie auf unser Energiefeld. Die Strombelastung am Arbeitsplatz wie in unserem Schlafzimmer, die Erdstrahlung, die Ausdünstung der Mittel, mit denen unsere Kleidung und unsere Möbel behandelt worden sind, die Zusätze in unserer Nahrung, die Lautstärke um uns und vieles mehr – all dies beeinflusst unser Leben, und zwar nachhaltig.

Oft ist die Umgebung so laut und dominant, dass wir uns selbst nicht hören können.

Es passiert schnell, dass wir auf alles, nur eben nicht auf unseren Körper hören. Eine CMD zu vermeiden, hat sehr viel mit Eigenverantwortung für sich selbst und den eigenen Körper zu tun.

CMD vermeiden – eine Checkliste

- Achten Sie auf sich und die Signale Ihres Körpers, achten Sie auf die »Zipperlein«. Das bedeutet nun allerdings nicht, dass Sie panisch wegen jeder Kleinigkeit zum Arzt laufen sollen. Der Arzt kann in der Regel erst helfen, wenn ein größerer Schaden entstanden ist, dann ist er aber natürlich wichtig, um diesen zu reparieren. Das, was ich meine, ist: Kümmern Sie sich um Ihre »Maschine« Körper, pflegen Sie sie. Dazu gehört unter anderem körperliche Bewegung, und zwar keine einseitige, sondern abwechslungsreiche Bewegung. Wenn sie im Beruf körperlich gefordert sind, brauchen Sie dennoch Bewegung, die die nicht benutzte Muskulatur und Ihre Ausdauer anspricht. In Ergänzung zu diesem Training braucht Ihr Körper überdies ausreichend Ruhe. Wie viel ausreichend Ruhe ist, ist individuell unterschiedlich. Da sollte jeder auf seinen Körper hören.

- Wenn Sie auf sich Acht geben, werden Sie merken, wenn Ihre Kiefer angespannt sind. Dies passiert natürlich in Spannungs- und Stresssituationen. Lassen Sie sich in solchen Fällen rechtzeitig eine Beißschiene für die Nacht anfertigen.
- Wenn Sie Zahnersatz brauchen, achten Sie darauf, dass auch eine Funktionsanalyse (Kiefervermessung) durchgeführt wird.
- Sie müssen nicht jeden etwas schief stehenden Zahn korrigieren lassen. Jahrelange Zahnspangenbehandlung geht auch auf die Kiefergelenke.
- Lassen Sie Zahnlücken sofort versorgen, denken Sie nicht, dass Sie den einen Zahn nicht brauchen. Zwar gewöhnt man sich mit der Zeit an jede Fehlstellung und an jedes Ungleichgewicht – deswegen sind diese aber immer noch nicht gut.
- Achten Sie auf Ihren Gemütszustand, Ihre Seele, Ihr Leben. Viele Probleme oder vermeintliche Probleme werden in der Nacht zerbissen, im wahrsten Sinne des Wortes. Es wird stark mit den Zähnen gepresst und geknirscht, die Dinge werden bearbeitet, allerdings nicht wirklich verarbeitet. Seien Sie also ehrlich zu sich selbst und fragen Sie sich: Leben Sie das Leben, das Sie sich wünschen? Wenn nicht, warum nicht? Was können Sie ändern? Nehmen Sie diese Veränderungen in Angriff. Viele Menschen reden sich raus mit: »Der Stress ist schuld, die viele Arbeit.« Nur bedeutet das umgekehrt: Wenn ich eine Arbeit tue, die mich ausfüllt, dann will ich diese ständig tun, und dann ist sie auch kein

Stress für mich. Sie müssen den Dingen auf den Grund gehen, nur so lassen sie sich lösen.

- Zusammengefasst: Tun Sie das, was Sie tun wollen und was Sie ausfüllt, richten Sie sich Ihr Leben genau so ein und achten Sie darauf, dass Freude und Entspannung nicht zu kurz kommen. Stress wird dann ein Fremdwort für Sie.

Die Prognose

Mit der entsprechenden Diagnostik und Therapie in einem Netzwerk aus Spezialisten ist die Prognose sehr gut. Die meisten Patienten sind nach angemessener Zeit schmerzfrei oder zumindest nahezu schmerzfrei.

Allerdings dauert die Therapie manchmal sehr lang und ist sehr umfangreich. Auch können degenerative Veränderungen an den Kiefergelenken nicht mehr rückgängig gemacht werden. Die Verlagerung der Gelenkscheibe (Diskusverlagerung) lässt sich ebenfalls nicht immer vollends beseitigen. Substanzverlust an den Zähnen ist geschehen und nicht umkehrbar.

Der Selbsttest – habe ich CMD?

Wollen Sie wissen, ob Sie an einer CMD leiden? Es gibt einen Selbsttest, den Sie durchführen können.

Wenn Sie mehr als zwei der folgenden Fragen mit einem Ja beantworten, möchte ich Ihnen nachdrücklich empfehlen, dass Sie an Ihrer Gesundheit arbeiten. Wenn Sie mehr als drei der Fragen mit einem Ja beantworten, sollten Sie einen spezialisierten Zahnarzt aufsuchen.

Zusätzlich gibt es je nach Problemlage Maßnahmen, die Sie selbst ergreifen können.

Frage	Ja	Was liegt vor?	Was ist zu tun?
Stellen Sie sich gerade vor einen Spiegel: Befinden sich Ihre Schultern nicht auf einer Ebene?		Die Schultern sind aufgrund von Muskelverkürzungen und -verspannungen schief.	Ausgleichenden Sport treiben, Yogaübungen durchführen, einen Osteopathen aufsuchen.
Stellen Sie sich gerade vor einen Spiegel: Befindet sich Ihr Kopf nicht mittig und gerade zwischen den Schultern?		Es liegen Muskelverspannungen in der Nacken-Schulter-Region vor.	Ausgleichenden Sport treiben, Yogaübungen durchführen, einen Osteopathen aufsuchen.
Stellen Sie sich gerade vor einen Spiegel und öffnen Sie langsam den Mund: Öffnet sich Ihr Mund nicht gerade, sondern macht er eine s-förmige Bewegung?		Aufgrund von Verlagerungen der Gelenkscheiben der Kiefergelenke folgt der Kiefer beim Öffnen einer S-Linie.	Für Entspannung sorgen, Physiotherapie durchführen lassen.
Wenn Sie Ihren Mund maximal öffnen, passen keine drei Finger dazwischen?		Möglicherweise haben Sie eine verminderte Mundöffnung. Die Ursache kann ein verlagerter Diskus im Inneren des Kiefergelenks sein.	Für Entspannung sorgen, Physiotherapie durchführen lassen, einen spezialisierten Zahnarzt aufsuchen.
Ist Ihre Zunge nicht glatt und wohlgeformt, sondern weist Dellen auf?		Sie pressen mit der Zunge gegen die Zahnreihen. Davon weist die Zunge Abdrücke auf.	Für Entspannung sorgen.
Die Mundöffnung funktioniert nicht immer geräuschlos?		Wenn es bei der Mundöffnung Knack- oder Knirschgeräusche gibt, sind das Hinweise auf eine Diskusverlagerung.	Einen spezialisierten Zahnarzt aufsuchen.

Frage	Ja	Was liegt vor?	Was ist zu tun?
Schauen Sie sich Ihre Zähne an: Sind diese scharfkantig und abgerieben?		Wenn Ihre Zähne viele Abriebspuren und scharfe Kanten aufweisen, ist dies ein Hinweis darauf, dass Sie mit den Zähnen pressen und knirschen.	Einen spezialisierten Zahnarzt aufsuchen.
Ihre Zähne sind nicht mehr so schön wie früher?		Ihre Zähne weisen Risse und Sprünge auf, was auf Pressen und Knirschen hindeutet. Das sind Zeichen von hohem Druck, der zumindest teilweise herrscht.	Im Auge behalten, auf weitere Symptome achten.
Haben Sie Kronen und/oder Brücken aus Keramik und erkennen an diesen Defekte?		Wenn an Ihren Kronen/Brücken Abplatzungen vorhanden sind, sind dies Hinweise auf hohe Kräfte, also auf Pressen und Knirschen.	Im Auge behalten, auf weitere Symptome achten.
Am Morgen stehen Sie häufig wie gerädert und mit Nackenschmerzen auf?		Wenn Sie morgens verspannt und gerädert aufstehen, ist dies ein Hinweis auf nächtliches Pressen/Knirschen mit den Zähnen.	Für Entspannung sorgen, Physiotherapie durchführen lassen. Sollten Ihre Beschwerden chronisch sein, suchen Sie einen spezialisierten Zahnarzt auf.
Stehen Sie häufig mit Kopfschmerzen auf?		Kopfschmerzen am Morgen sind ein Hinweis auf Pressen/Knirschen mit den Zähnen sowie eine falsche Kauebene.	Für Entspannung sorgen, Physiotherapie durchführen lassen. Sollten Ihre Beschwerden chronisch sein, suchen Sie einen spezialisierten Zahnarzt auf.

Frage	Ja	Was liegt vor?	Was ist zu tun?
Leiden Sie an Tinnitus/Hörsturz?		Häufig hängen diese Symptome mit einer CMD zusammen.	Einen spezialisierten Zahnarzt aufsuchen, für Entspannung sorgen.
Sie leiden an Beschwerden wie Kopfschmerzen, Nackenverspannungen oder Rückenschmerzen und diese werden bei Stress stärker?		Vermutlich pressen Sie in Stresssituationen zusätzlich die Zähne aufeinander.	Für Entspannung sorgen, Physiotherapie durchführen lassen, bei ausbleibender Besserung einen spezialisierten Zahnarzt aufsuchen.

Hilfreiche Übungen bei einer CMD

Physiotherapeutische und osteopathische Begleitmaßnahmen sind bei einer CMD-Symptomatik sehr hilfreich und werden daher gerne vom Zahnarzt, Orthopäden oder Hausarzt verordnet. Zusätzliche Selbstmassage und entsprechende Übungen für zu Hause sind eine sehr gute Begleitung. Gerade in der Akutphase haben Sie gar nicht die Möglichkeit täglich zur Physiotherapie zu gehen, was unser Krankenkassensystem auch nicht vorsieht. Ich habe für Sie daher die wichtigsten Übungen aufgeführt. Sicherlich kann Ihnen die Physiotherapeutin oder der Therapeut noch weitere individuell auf Sie zugeschnittene Übungen demonstrieren. Ich empfehle Ihnen, die Übungen mehrmals am Tag auszuführen (bis auf die erste, diese Übung absolvieren Sie bitte ein- bis zweimal am Tag). Es ergibt sich immer die Möglichkeit, ob im Fahrstuhl oder auf der Toilette, die Kaumuskulatur und die Kiefergelenke zu entlasten.

Einfach mal abhängen

Dafür ist die Übung gut: Mit dieser Übung können Sie Ihren Atlas, Ihr »Kopfgelenk«, entlasten und die Halswirbelkörper entspannen:

So führen Sie die Übung durch: Legen Sie sich bauchwärts auf Ihr Bett und positionieren Sie sich dabei so an der Bettkante, dass der Kopf herunterhängt. Lassen Sie den Kopf einige Sekunden (oder Minuten) aushängen. Dann massieren Sie mit Zeige-, Mittel- und Ringfinger den Bereich des obersten Halswirbels (Atlas) direkt am Kopfansatz und auch die Wirbelkörper unterhalb des Atlas. Führen Sie diese Übung 2 bis 5 Minuten konzentriert am Morgen und am Abend durch. Länger ist nicht nötig, lieber im Fall des Falles noch einmal wiederholen. Seien Sie vorsichtig, wenn Sie sich wieder in die Aufrechte begeben. Ihr Kreislauf könnte rebellieren.

Dehnung der Gelenkkapsel und der kleinen Muskeln am Kiefergelenk

Dafür ist die Übung gut: Absolvieren Sie diese Übung, wenn Kiefer- und Kaumuskeln angespannt sind und insbesondere auch bei Mundöffnungsstörungen und Blockaden.

So führen Sie die Übung durch: Diese Übung können Sie grundsätzlich überall durchführen. Zu Beginn empfehle ich Ihnen jedoch, sie vor einem Spiegel auszuführen, damit Sie eine bessere Kontrolle haben.

Stellen Sie sich gerade vor den Spiegel und öffnen Sie möglichst gerade und kontrolliert den Mund so weit wie es geht. Sollte es bei der Mundöffnung ein Knackgeräusch geben, ist es ratsam, für eine Entlastung der Gelenkköpfchen beide Zeigefinger auf die hintersten unteren Backenzähne zu legen und von dort aus den Kiefer noch weiter zu dehnen. Legen Sie die Fingerkuppe direkt auf die Zahnreihen.

Wichtig: Grundsätzlich sollten Sie sich bei den Übungen keine Schmerzen zufügen. Es darf etwas ziehen und drücken, mehr jedoch nicht.

Massage des Schläfenmuskels *(Musculus temporalis)*

Dafür ist die Übung gut: Der Schläfenmuskel ist ein weit aufgefächerter Muskel, der sich um das Ohr herum und an der Schläfe bis zum Auge befindet. Er ist häufig angespannt, wenn der Biss Unstimmigkeiten aufweist und nicht stabil ist.

So führen Sie die Übung durch: Massieren Sie diesen Muskel am besten mehrmals täglich für 10 bis 30 Sekunden mit kreisenden Bewegungen mit dem Zeige-, Mittel- und Ringfinger.

Massage des starken Kaumuskels *(Musculus masseter)*

Dafür ist die Übung gut: Sie löst Verspannungen im Kiefer und entlastet die Ohren (beim Tinnitus). Der Kaumuskel kann mit einer Kaukraft von 400 Kilogramm zubeißen. Bei seiner Massage dürfen Sie also etwas Kraft aufwenden, sonst massieren Sie nur die Haut beziehungsweise das Fettgewebe.

So führen Sie die Übung durch: Der Masseter befindet sich direkt am Kieferwinkel. Er macht sozusagen unsere Pausbacken aus. Menschen mit sehr starken Masseteren haben oft ein kantiges Gesicht. Der Muskel ist dann auf beiden Seiten stark ausgeprägt. Sie können das Muskelspiel bei vielen Menschen beobachten, wenn diese angespannt sind. Achten Sie einmal in der U-Bahn darauf. Wenn Sie sich unsicher sind, wo sich der Muskel befindet, stellen Sie sich vor einen Spiegel und beißen Sie fest zu. Die festen Vorwölbungen rechts und links an den Wangen sind der Muskel.

Fassen Sie mit dem Daumen unter den Kieferwinkel und massieren Sie den Muskel fest mit Zeige-, Ring- und Mittelfinger. Sollte der Muskel sehr fest sein, empfehle ich für einige Sekunden einen festen Druck aufzubauen und diesen zu halten. Wiederholen Sie die Übung fünf- bis zehnmal am Tag über 14 Tage. Sie werden merken, wie der Muskel weicher wird.

Den Kiefer aushängen

Dafür ist die Übung gut: Der Unterkiefer befindet sich in einer Muskelschlinge. Wenn jemand oft unter Druck steht und dabei die Zähne zusammenbeißt, ist diese Muskelschlinge verspannt und die Kiefergelenke werden nach hinten gedrückt. Entlastung bringt die entgegengesetzte Bewegung. Durch die Entlastung des Kiefergelenkköpfchens hilft diese Übung auch bei Tinnitus.

So führen Sie die Übung durch: Setzen Sie mit beiden Daumen direkt unter den Ohrläppchen an. Bewegen Sie beide Daumen gleichzeitig den Kieferast nach unten, bis Sie zum Kieferwinkel kommen. Von dort aus schieben Sie den Unterkiefer nach vorn unten. Dabei geht der Mund leicht auf. Wichtig ist, dass Sie die Übung mit ordentlichem Druck ausüben.

Kopf in Schräglage

Dafür ist die Übung gut: Die Übung dient der Dehnung der schrägen Hals- und Nackenmuskulatur. Diese ist besonders verspannt, wenn Sie viel am PC sitzen und dabei vermutlich den Kopf nach vorn strecken.

So führen Sie die Übung durch: Um die schrägen Nackenmuskeln *(Musculus sternocleidomastoideus)* zu dehnen, stellen Sie sich am besten gerade auf oder setzen sich aufrecht hin (ohne sich anzulehnen) und legen den Kopf langsam zur Seite in Richtung Schulter. Achtung: Den Kopf nicht nach vorn beugen, sondern wirklich zur Seite. Halten Sie diese Dehnung einige Sekunden und wiederholen Sie die Bewegung auf der anderen Seite. Gerne können Sie diese Übung mehrmals am Tag durchführen. Wenn Sie viel am Computer arbeiten, sind gerade diese Muskeln stark verspannt.

Dehnung der Halsmuskulatur

Dafür ist die Übung gut: Mit dieser Dehnübung können Sie kontrollieren, wie stark Ihre Mundbodenmuskulatur bereits verkürzt ist. Wenn Sie oft eine gebeugte Haltung einnehmen (zum Beispiel am Computer oder Smartphone), verkürzt sich die Mundboden- und Halsmuskulatur und Sie pressen automatisch mit den Zähnen beziehungsweise mit der Zunge.

So führen Sie die Übung durch: Legen Sie den Kopf kontrolliert so weit in den Nacken wie möglich. Haben Sie gemerkt, dass Ihre Zahnreihen auseinandergegangen sind?

Wiederholen Sie die Übung mit geschlossener Zahnreihe (zusammengebissenen Zähnen). Erst jetzt dehnen Sie den Mundboden und die Halsmuskulatur. Führen Sie die Übung nach Bedarf durch.

Im Überblick – Schienen und ihre Wirkweise

Alle Schienen können unter dem Oberbegriff Aufbissbehelfe zusammengefasst werden. Je nach Wirkweise der Schienen wird zwischen Knirscher-, Beiß-, Positionierungs- und Zentrikschienen unterschieden. Weiterhin wird nach bestimmten Herstellern unterschieden, wie etwa Michigan, Dross und DIR.

Die folgende Tabelle soll eine Orientierungshilfe für Sie darstellen. Sollte Ihnen Ihr Zahnarzt eine bestimmte Schiene empfehlen, können Sie nachschauen, was damit gemeint ist.

Schienenart/ Bezeichnung der Schiene	Wirkungsweise der Schiene	Funktionsanalyse notwendig?
Knirscherschiene	Schützt die Zähne vor Abrieb.	Nein
Beißschiene	Schützt die Zähne vor Abrieb.	Nein
Nachtschiene	Schützt die Zähne vor Abrieb.	Nein
Entspannungsschiene	Schützt die Zähne vor Abrieb und schont zusätzlich die Strukturen.	Sinnvollerweise Ja
Positionierungsschiene	Schützt die Zähne vor Abrieb, schont die Strukturen und positioniert die Gelenkköpfchen in der Regel in zentrischer Position.	Ja (das ist das Qualitätskriterium)
Zentrikschiene	Schützt die Zähne vor Abrieb, schont die Strukturen und positioniert die Gelenkköpfchen in der Regel in zentrischer Position.	Ja (das ist das Qualitätskriterium)
DIR-Schiene	Wie Positionierungsschiene. Nach einem speziellen computerunterstützten Verfahren wird die richtige Position der Gelenke errechnet.	Ja (das ist das Qualitätskriterium)
Dross-Schiene	Wie Positionierungsschiene. Nach einem speziellen computerunterstützten Verfahren wird die richtige Position der Gelenke errechnet.	Ja (das ist das Qualitätskriterium)
Michigan-Schiene	Schützt die Zähne vor Abrieb, schont die Strukturen, kann jedoch weitaus mehr, je nachdem wie der Herstellungsprozess ist.	Nicht zwangsweise

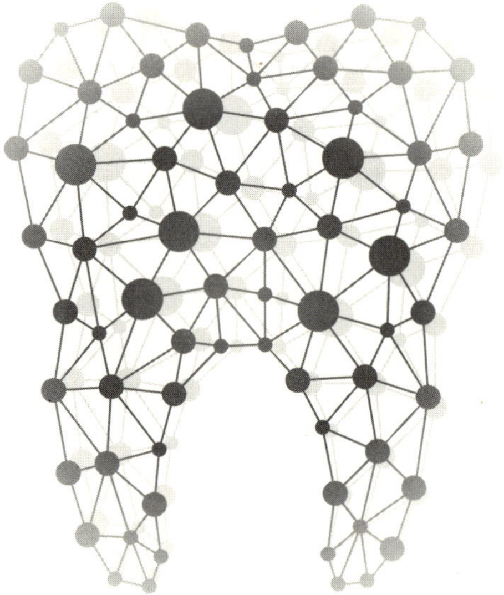

4

AM ENDE WAREN ES DIE MATERIALIEN

Vor allem bei Amalgam ist bekannt, dass diverse und mannigfache toxikologische Wirkungen auf den menschlichen Körper bestehen. Diese können individuell sehr unterschiedlich sein, sodass deren Nachweis schwierig wird. Überdies ist Amalgam auch nicht das einzige Material, das Reaktionen hervorrufen kann.

Unerklärliche Beschwerden und die Suche nach den Ursachen

Die im Folgenden beschriebenen Patientenbeispiele könnten für jede Art von Unverträglichkeit stehen. Metallunverträglichkeiten zeigen sich dabei generell meist erst nach Jahren. Deswegen wird der Zusammenhang auch oft nicht erkannt. Dass die Symptome nach so langer Zeit der Beschwerdefreiheit auftreten, hat damit zu tun, dass der Körper seine Belastungsgrenze dann erst erreicht hat und diese Belastung nicht mehr kompensieren kann.

Eine Totalprothese – Frau Zech (74) hat immense Beschwerden

Vor einiger Zeit war eine Patientin bei mir, Frau Zech, die eine Totalprothese trug. Allerdings trug sie diese mehr in ihrer Handtasche als im Mund, denn die Prothese verursachte immense Beschwerden. In den Mund legte Frau Zech die Prothese tatsächlich nur dann, wenn sie mit anderen Menschen zu tun hatte. Sie vermied es sogar, überhaupt aus dem Haus zu gehen. Ihre sozialen Kontakte vernachlässigte sie und litt sehr darunter. Was war geschehen?

Kurz nachdem sie die Prothese erhalten hatte, spürte Frau Zech ein starkes Brennen und Jucken am Gaumen und im gesamten Mund. Weil ihr Zahnarzt nichts Auffälliges entdecken konnte, hielt er ihre Beschwerden für die typischen Eingewöhnungsprobleme. Also riet er ihr, Geduld zu haben. Nach einigen Monaten hatte Frau Zech jedoch keine Geduld mehr. Sie nahm die Prothese nach dem Essen stets sofort aus dem Mund. Als sie in meine Sprechstunde kam, sah ich, dass ihr Gaumen rot war. Ich konnte gut nachempfinden, wie sie litt. Es war offensichtlich, dass sie den Kunststoff nicht vertrug. Dieser Patientin konnte ich nur durch das Anfertigen einer neuen Prothese aus einem allergiefreien Kunststoff helfen.

Info DAS VERSCHWINDEN DER PROTHESEN

Patienten mit Prothesen nehmen ab, Zahnärzte stellen nur noch relativ wenig Prothesen her. Vor allem Totalprothesen sind ausgesprochen selten geworden. Das ist auch gut so, denn eine Totalprothese verdeckt den gesamten Gaumen und bedeutet eine deutliche Einschränkung beim Kauen und Geschmacksempfinden.

Hintergrundinformationen zu Frau Zechs Fall

Kunststoffe haben eine hohe allergene Potenz, es treten bei vielen Menschen allergische Reaktionen auf. Zu beobachten sind bei Prothesenträgern häufig Reaktionen kleineren Ausmaßes (etwa eine Kontaktdermatitis). Sehr selten kommt es zu einer unmittelbaren Reaktion (einer Typ-1-Allergie), die bis hin zum allergischen Schock reichen kann.

Mareike (23) – nach einer Kunststofffüllung will sich der Zahn einfach nicht beruhigen

Als Mareike mich in meiner Praxis aufsuchte, war sie bereits ziemlich verzweifelt. Vier Wochen war es her, dass sie eine neue Füllung bekommen hatte. Allein die Tatsache, dass sie eine Füllung gebraucht hatte, war für sie schon schlimm genug, umso schlimmer, dass sich der Zahn nun nicht beruhigen wollte. Eine gründliche Untersuchung ergab jedoch, dass alles in Ordnung war. Bei Mareike war nichts auffällig, es gab auch keine nennenswerten Muskelbefunde.

Nach zwei weiteren Wochen entschieden wir uns dafür, die Füllung wieder herauszunehmen. Tatsächlich war Mareike bereits nach zwei weiteren Tagen schmerzfrei und konnte ihr Essen wieder genießen.

Hintergrundinformationen zu Mareikes Fall

In seltenen Fällen reagieren Menschen empfindlich auf Kunststofffüllungen. Oft sind es die sogenannten Bonder, die solche Sensibilitäten verursachen können. Die Aufgabe der Bonder besteht darin, die Verbindung zwischen Zahn und Kunststoff herzustellen, wobei die Haftung der Kunststoffe am Schmelz dadurch gewährleistet wird, dass man den Schmelz mit einer Phosphorsäure anätzt, genauer gesagt wird eine oberflächliche Entkalkung im Schmelz vorgenommen. Der sehr dünnfließende Haftvermittler (Bonding) verschließt die Poren wieder und geht eine chemische Verbindung mit dem Kunststoff ein.

Auch bei der Versorgung mit Keramiken werden zum Befestigen der Keramikfüllung oder Keramikkrone Kunststoffe verwendet.

Die Verbindung mittels Bonder ist sehr gut und haltbar, doch der Nachteil ist, dass Bonder ein hohes allergenes Potenzial haben. Es können Empfindlichkeiten am Zahn bis hin zu einem dauerhaft gereizten Zahnnerv entstehen. Ferner kann es auch an der Mundschleimhaut zu Veränderungen kommen.

Relativ häufig treten Sensibilitätsstörungen bei Zähnen auf, die eine neue Kunststofffüllung erhalten haben. Zum Glück verschwinden die meisten Sensibilitäten nach spätestens sechs Monaten.

Info

ALLERGIETEST

Es ist sehr schwierig, eine Allergie auf ein einzelnes dentales Material nachzuweisen. Die herkömmlichen Allergietests (wie Epikutantest und Lymphozytentransformationstest) lassen keinen Rückschluss darauf zu, welcher Wirkstoff tatsächlich nicht vertragen wird. Hinzu kommt, dass die Hautreaktion eine vollkommen andere ist als die Reaktion auf der Schleimhaut. Eine mögliche Alternative sind die sogenannten kinesiologischen Tests. Jedoch sind auch diese nicht zu 100 Prozent aussagekräftig.

Frau Wagner (46) – kann Burn-out von den Zähnen kommen?

Bereits als Kind erhielt sie ihre ersten Amalgamfüllungen. »Ich hatte noch nie gute Zähne«, erzählte Frau Wagner überzeugt. Als sie zu mir in die Praxis kam, hatte sie einige Zähne, die mit dem Amalgam nicht nur gefüllt waren, sondern die eigentlich nur aus Amalgam bestanden. »Amalgamkronen« nennen Zahnärzte solche Versorgung und wissen, dass der Zahn, der sich darunter befindet, kaum noch zu gebrauchen ist. Oft ist das gesamte Zahnfleisch um einen solchen Zahn grau-blau verfärbt. Das nennt sich dann »Amalgamtätowierung«.

Vor ihrem Besuch bei mir hatte Frau Wagner bereits die Diagnose »Burn-out« erhalten. Sie war seit zwei Monaten krankgeschrieben und zu Hause. Zu nichts hatte sie Kraft und Lust. Vor einiger Zeit hatte sie angefangen, ihre Zähne sanieren zu lassen. Ein Kollege hatte bereits bei vier Zähnen die Amalgamfüllungen durch Kunststoff ausgewechselt. Alle vier Zähne wurden an einem Tag ohne besondere Vorkehrungen behandelt. Da es Frau Wagner danach sehr schlecht ging, wurde die Behandlung nicht weiterverfolgt.

»Mit mir stimmt etwas nicht. Ich kann nicht schlafen, bin ständig müde, kann mich zu nichts aufraffen und alle Glieder tun mir weh. Appetit habe ich schon lange nicht mehr und seit einigen Wochen habe ich zudem Verdauungsprobleme«, beschrieb mir Frau Wagner ihre Situation. Da bislang alle Arzttermine ohne Befund geblieben waren und man der Patientin nun zu einer Psychotherapie riet, hatte ein Freund sie zu mir geschickt, um abzuklären, ob wirklich nichts Körperliches vorlag.

Hintergrundinformationen zu Frau Wagners Fall

Frau Wagner ist ein typischer Fall für eine Amalgamvergiftung. Bei ihr lag eine solche Komplexität an Symptomen vor, dass es das einzig Richtige war, die Gifte, die sich im Laufe von Jahren und Jahrzehnten bei der Patientin angesammelt hatten, zu beseitigen und den Körper schrittweise zu entlasten. Unter besonderen Vorkehrungen wurden im Abstand von drei Wochen jeweils zwei Amalgamfüllungen entfernt. Die Entgiftungsorgane (Leber, Galle, Nieren etc.) wurden durch Akupunktur angeregt. Zusätzlich ging Frau Wagner zur Ernährungsberatung.

Ich führte zusätzlich ein spezielles Prophylaxeprogramm durch, um ihr empfindliches und oft entzündetes Zahnfleisch in den Griff zu bekommen und zu stärken. Nach zwei Monaten konnte ich beobachten, dass Frau Wagner langsam wieder Selbstvertrauen und Mut bekam. Ihre körperlichen Beschwerden ließen nach.

Nachdem es Frau Wagner besser ging und ihre Amalgamfüllungen entfernt waren, konnten wir uns einer CMD-Problematik widmen, die bei ihr vorlag. Da Frau Wagners Amalgamfüllungen sehr groß gewesen waren, hatte sie auch den korrekten Biss verloren. Eine spezielle Physiotherapie und Osteopathie waren wichtig für sie. Überdies fing sie an, Sport zu treiben und ein Coaching zu absolvieren, um ihren Alltag und die berufliche Belastung besser zu organisieren. Nach sieben Monaten war Frau Wagner wie ausgewechselt und strotzte vor Elan.

Das Problem der Korrosionsprozesse im Mund

Amalgam ist nicht das einzige Metall, das in die Mundhöhle kommt. Es gibt mittlerweile um die 1500 verschiedenen Metalllegierungen. Jedes Metall besteht aus einer Mischung von Stoffen, hinzu kommen noch die Lote, also die Materialien, die dazu verwendet werden, um zwei Kronen miteinander zu verbinden.

Es wäre wünschenswert, dass alle Legierungen stabil bleiben und sich nicht zersetzen. Das ist jedoch nicht der Fall. Im Mund kommt es häufig zu Korrosionsprozessen. Unter Korrosion versteht man die langsame Auflösung eines Metalls. Im Mund herrschen oft sehr aggressive Bedingungen, abhängig von der Ernährung. Unter diesen Bedingungen unterliegt jeder zahnärztliche Werkstoff einer Auflösung und Freisetzung verschiedener Elemente. Bedenklich sind hier gerade besondere Sparlegierungen, die häufig aus dem Ausland importiert werden und oftmals keiner Prüfung unterzogen werden.

Amalgam und die Quecksilberbelastung

Amalgam ist eine Legierung aus Quecksilber und verschiedenen Metallen. Als Zusätze zum Quecksilber werden Kupfer, Zinn, Silber und verschiedene Schwermetalle verwendet. Es gibt daher eine Fülle an verschiedenen Amalgamsorten. In sehr vielen Praxen wird Amalgam nicht mehr verwendet, weil die Quecksilberbelastung hoch ist – für Patienten sowie für das Personal und den Zahnarzt. Nach den Richtlinien der gesetzlichen Krankenkassen ist Amalgam jedoch noch immer der Füllungswerkstoff, der für die Seitenzähne vorgesehen ist.

Amalgam ist nicht nur wegen seiner Verarbeitung, sondern auch aus umweltmedizinischer Sicht als sehr bedenklich und toxisch einzustufen. Wird eine Amalgamfüllung aus einem Zahn herausgebohrt, muss diese als Sondermüll gesammelt und dementsprechend entsorgt werden.

Menschen, die Amalgamfüllungen besitzen, haben einen nachweislich höheren Quecksilberspiegel im Blut. Sogar Säuglinge, deren Mütter Amalgamfüllungen haben, weisen einen auffälligen Quecksilberspiegel in den Organen auf.

Das Quecksilbergift wird besonders freigesetzt, wenn die Füllung stimuliert wird, also Reize erhält. Dies passiert natürlich beim Herausbohren, aber auch unter folgenden Bedingungen:

- Knirschen mit den Zähnen
- Direkter Kontakt mit einem anderen Metall (Gold)
- Kontakt mit Fluoriden (begünstigen die Bildung von giftigem Quecksilberfluorid)

- Festes Schrubben mit harten Zahnbürsten
- Vorhandensein von Elektrosmog (Aufenthalt in der Nähe von Hochspannungsleitungen, Telefonieren mit dem Handy)
- Kontakt mit besonders sauren Speisen und Getränken
- Trinken von heißen Getränken
- Kaugummikauen

Da sich das Quecksilber besonders in den Nieren ansammelt, sollten Menschen mit einer Niereninsuffizienz keine Amalgamfüllungen erhalten. Ebenso sollten Schwangere und stillende Frauen nicht mit Amalgamfüllungen behandelt werden.

In diesen Organen sammelt sich Quecksilber besonders an: Nieren, Leber und Darm.

Für mich gibt es generell keinen Grund, eine Amalgamfüllung zu legen, jedoch sehr viele Gründe, alte Amalgamfüllungen zu entfernen. Denn warum sollten Sie ein Material in Ihrem Mund behalten wollen, welches auf den Sondermüll muss, wenn es aus Ihrem Mund entfernt wurde? Warum sollten Sie Ihre Nieren wissentlich mit einem solchen Gift belasten?

Die Folgen einer hohen Amalgambelastung können sehr vielfältig sein – es zählen dazu:

- Unruhe, Zittern
- Schwäche, Müdigkeit
- Appetitlosigkeit, Gewichtsabnahme

Info **WICHTIG FÜR WERDENDE UND JUNGE MÜTTER**

Niemals sollte eine Amalgamfüllung während der Schwangerschaft oder Stillperiode herausgebohrt oder neu gelegt werden. Verwenden Sie am besten auch keine fluoridhaltige Zahnpasta, wenn Sie Amalgamfüllungen haben.

- Psychische Störungen
- Lähmungserscheinungen
- Metallischer Geschmack im Mund
- Geschmacksirritationen
- Sensibilisierte Reaktion auf weitere Gifte (in Nahrungsmitteln, in unserer Umwelt, in dentalen Werkstoffen)
- Schleimhautveränderungen (Zahnfleischentzündungen, Mundschleimhautgeschwüre, Entzündung der Magen-Darm-Schleimhäute)

Hilfe, Jannik (8) hat gefleckte Zähne

Jannik ist acht Jahre alt. Seine beiden mittleren oberen Schneidezähne weisen weiß-gelbliche Flecken auf. Seine Mutter macht sich Sorgen und kommt daher in meine Praxis. Bei diesen Flecken handelt es sich jedoch nicht um Kariesdefekte, sondern um Fluorose. Das bedeutet: Janine hat zu viel Fluoride erhalten. Das Fluorid hat sich in seinen Zähnen abgelagert und bildet nun solche Flecken. In Janniks Fall sind diese Zahnbereiche fest – er hat Glück gehabt, denn sie hätten auch brüchig-weich sein können. Getan werden kann im Augenblick nichts Weiteres. Natürlich sollte er weiterhin seine Zähne gründlich putzen und die Zähne müssen beobachtet werden. Weil die fleckigen Areale im Zahn von ihrer Substanz qualitativ schlechter sind, können sie sich weiter verfärben oder brüchig werden und absplittern.

Hintergrundinformationen zu Janniks Fall

Die Karies ist kein Fluoridmangelproblem, sondern eine Zivilisationskrankheit, die durch Bakterien verursacht wird. Um die Zähne kariesfrei zu halten, sind die richtige Ernährung und die korrekte Beseitigung der Bakterien ausschlaggebend, kein Fluorid. Leider wird immer noch sehr verbreitet angenommen, dass zusätzliche Fluoride für die Zahngesundheit wichtig sind.

Fluoride und ihre Wirkung im menschlichen Körper

Fluorid wird hauptsächlich über die Darm- und Mundschleimhaut aufgenommen. Die Hälfte des aufgenommenen Fluorids wird über den Urin wieder ausgeschieden. Die andere Hälfte wird in den Knochen und im Bindegewebe angereichert. Um einen karieshemmenden Effekt bei den Zähnen zu erreichen, brauchen wir eine bestimmte Konzentration des Fluorids. Diese Konzentration ist jedoch umstritten.

Tatsache ist, dass Fluoride nicht abbaubare Umweltgifte sind. Die Grenzwerte sind mit 0,05 mg/kg Körpergewicht pro Tag angegeben. Das bedeutet, dass bei einer Person mit 60 Kilogramm Körpergewicht der Grenzwert mit 3 Milligramm, bei einem Kind mit 20 Kilogramm Körpergewicht der Grenzwert mit 1 Milligramm bereits erreicht ist. Die Tagesdosis, die in der schulmedizinischen Praxis empfohlen wird, liegt je nach Alter bei 0,25 bis 0,75 Milligramm pro Tag. Ab dem siebten Lebensjahr wird 1 Milligramm pro Tag bis zum Erwachsenenalter empfohlen.

Über die Nahrung nehmen wir bereits Fluorid auf, in der Regel zwischen 0,2 bis 0,5 Milligramm, zusätzlich über das Trinkwasser. Der Fluoridgehalt in unserem Trinkwasser variiert zwischen 0,1 bis 3 mg/l. In Mineralwasser sind die Fluoride zu unterschiedlichen Anteilen von 0,5 bis 4 mg/l enthalten. Tee enthält zum Teil sehr viel Fluorid, ebenso fluoridiertes Speisesalz. Da wir alle individuell verschiedene Fluoridquellen haben, ist es sehr schwierig, unsere genaue tägliche Fluoridaufnahme zu bestimmen.

Nahrungsmittel	Fluoridgehalt (mg/kg)
Butter	1,3
Meersalz	4,8
Petersilie	8,1
Spinat	4,0

Nahrungsmittel	Fluoridgehalt (mg/kg)
Tee (schwarz)	1,5
Erdnüsse	1,4
Frischkäse	1,8
Lachs (geräuchert)	7,8
Walnüsse	6,8

Beispiele für Fluoridgehalte in unseren Nahrungsmitteln

Da Kinder beim Zähneputzen sehr viel Zahnpasta verschlucken, wurde spezielle Kinderzahnpasta eingeführt, die entweder kein oder nur einen geringen Anteil an Fluorid enthält. Wissenschaftliche Studien haben festgestellt, dass Kleinkinder bis zu 0,9 Milligramm Fluorid am Tag beim Zähneputzen mit einer »herkömmlichen« Zahnpasta verschlucken. Zur Erinnerung: Die schulmedizinisch empfohlene Tageshöchstdosis beträgt 0,25 bis maximal 1 Milligramm Fluorid am Tag.

Nach schulmedizinischer Meinung sollte nach dem Zähneputzen mit fluoridhaltigen Zahnpasten der Mund für eine Weile nicht ausgespült werden, damit die Fluoride über die Mundschleimhaut aufgenommen werden können. Allerdings erhalten wir durch die Resorption über die Mundschleimhaut all die Nebenwirkungen der Fluoride gleich mit. Diese sind:

- Blockierung von Enzymen
- Schwächung des Immunsystems
- Genschädigung
- Begünstigung der Entwicklung von Neoplasien (Tumorwachstum)
- Störung der Kollagensynthese (Letztlich sind alle kollagenbildenden Zellen von der toxischen Wirkung des Fluorids betroffen. Insofern entstehen Wirkungen auf Knorpel, Knochen, Haut, Sehnen, Bänder, Muskeln, Nieren, Lunge, Zahnschmelz und Zahnbein.)

Die möglichen Folgen der Nebenwirkungen sind:

- Der Zahnschmelz wird fleckig.
- Der Knorpel ist anfälliger für Abnutzung.
- Die Knochen werden brüchiger.
- Die Haut altert früher.
- Es kommt zu Ablagerungen in den Nieren, der Leber, der Schilddrüse, dem Herzen und dem zentralen Nervensystem.
- Störungen der Schilddrüsenfunktion

Fluoride sind kumulative Gifte, die als Einzeldosis unbedenklich sind. Durch die permanente Zufuhr von Kleinstdosen jedoch können sie eine zunehmende Belastung für unseren Organismus darstellen. Es ist erwiesen, dass Fluoride die negative Wirkung von Schadstoffen sowie von Amalgam und Kunststoff begünstigen. Indem sich Fluoride nach und nach in unserem Körper ansammeln, können sich Toxine entwickeln.

In Belgien ist fluoridierte Zahnpasta bereits verboten.

Wann das persönliche Fass der Belastungen voll ist, weiß man allerdings nicht im Voraus. Warum aber sollte man den Körper täglich mit einem Gift versorgen, wenn auf dieses verzichtet werden kann? Fakt ist: Sie müssen nicht zusätzlich Fluorid einnehmen, schon gar nicht, um die Zähne gesund zu halten!

Reaktionen auf Implantate

Üblicherweise bestehen Implantate aus Titan, einem Reinmetall. Es ist sehr gut verträglich und zeichnet sich durch eine hohe Stabilität und Biegefestigkeit aus. Allergien und Überempfindlichkeiten auf das Titan sind höchst selten. Allerdings belegen Studien, dass es im Gewebe um das Implantat durchaus zu Korrosionserscheinungen kommen kann. Aus diesem Grund gewinnen die Keramikimplantate aus Zirkon immer mehr an Bedeutung. Im Augenblick haben diese Systeme jedoch noch den Nachteil, dass

Info **DAS ENTFERNEN VON IMPLANTATEN**

Ein bereits eingesetztes Implantat zu entfernen ist nicht ohne Weiteres möglich. Es muss mühevoll aus dem Knochen herausgefräst werden. Ein solcher Eingriff ist nur zu empfehlen, wenn wirklich feststeht, dass das Implantat nicht vertragen wird.

sie nicht verschraubt werden können. Das Problem ist, dass Implantate nur in Ruhe und ohne Belastung gut einheilen. Wenn sie aber direkt in den Knochen eingesetzt werden, ist das nicht möglich. In Zukunft werden aber sicher Wege gefunden, auch diese Systeme als Schraubvariante herzustellen.

Die Möglichkeiten der Selbsttherapie

Bekanntlich macht die Dosis das Gift aus, oder anders gesagt: Wann das Fass voll ist, hängt von der Größe des Fasses ab. Wenn sich problematische Materialien erst durch Symptome bemerkbar machen, wenn eine individuelle Summe an Einzelbelastungen erreicht ist, so geht es bei der Therapie darum, die einzelnen Belastungen auszuschalten und das Fass allmählich zu leeren.

So können Sie Ihr Fass der Belastungen leeren

Sie sollten eine gesundheitsbewusste Lebensweise praktizieren, die Belastungen möglichst vermeidet.

Achten Sie bei Ihrer Ernährung auf Ihren Säure-Basen-Haushalt

Wenn Sie müde, schlapp, gereizt und ungeduldig sind, Schlafstörungen haben, immer wieder mit Entzündungen am Zahnfleisch kämpfen, unter Verdauungsstörungen leiden und häufig krank sind, sind Sie zu sauer.

Ihren pH-Wert im Urin können Sie selbst messen. Besorgen Sie sich hierfür die entsprechenden Teststreifen in der Apotheke. Auf diese Weise können Sie anfangen, die Verantwortung für Ihre Gesundheit zu übernehmen. Ursachen einer Übersäuerung sind:

- Stress und Ärger
- Schlafmangel
- Regelmäßiger Alkoholgenuss
- Nikotin und Drogenmissbrauch
- Bewegungsmangel
- Flüssigkeitsmangel
- Einseitige Ernährung
- Organische Ursachen

Weitere Empfehlungen im Überblick

- Achten Sie darauf, unbehandelte Lebensmittel aus biologischem Anbau zu verzehren.
- Eine gesunde ballaststoffreiche Ernährung sollte sich aus viel Obst und noch mehr Gemüse zusammensetzen.
- Am besten sind Lebensmittel, die auf dem Feld wachsen und die Sonnenenergie eingefangen haben, keine denaturierten zusammengesetzten Lebensmittel, keine Fertigkost, kein Fast Food.
- Verzichten Sie möglichst auf Zucker.
- Achten Sie auf regelmäßige Mahlzeiten.
- Nehmen Sie mindestens eine warme Mahlzeit am Tag ein.
- Gönnen Sie Ihrem Körper ein- bis zweimal im Jahr eine Pause und machen Sie eine Darmkur. Das kann eine Ayurvedakur sein oder eine Entgiftungskur zu Hause.
- Achten Sie auf Ihren Körper. Er gibt Ihnen Zeichen, die Sie nicht bemerken, wenn Ihre Außenwelt zu laut und schnell ist.
- Widmen Sie sich täglich fünf Minuten Ihrer Zahn- und Mundpflege, vergessen Sie dabei Ihre Zunge nicht.

- Trinken Sie ausreichend Wasser, zwei bis drei Liter am Tag. Wenn Sie zu wenig Wasser trinken, können Ihre Zellen nicht miteinander kommunizieren.
- Ruhe und Entspannung gehören zu unserer Gesundheit wie ausreichende Flüssigkeitszufuhr.
- Meditation ist die Liebe zu sich selbst. Während der Meditation kommt der Geist zur Ruhe. Im Körper können Kommunikation und Selbstheilungsprozesse besser ablaufen.

In der tibetischen Medizin sagt man: »Jede äußere Erkrankung ist das Zeichen des Körpers für eine innere Dysbalance.« Ich finde, die Tibeter haben Recht. Wie häufig kommt es vor, dass wir einen Hautausschlag bekommen, weil wir uns unwohl fühlen. Wir tun nicht das, was wir eigentlich wollen. Oftmals betrügen wir uns selbst und reden uns die derzeitigen Bedingungen schön. Insofern kann ich Ihnen zum Abschluss des Buches nur sagen: Passen Sie auf sich auf und gönnen Sie sich das Leben, das Ihnen gut tut. Nichts ist besser für Ihre Gesundheit als genau das.

Quellen

Banis, U.: *Handbuch der Psychosomatischen Energetik.* Hochheim: Co Med Verlag, 2002

Blattner, F.: *Die korrekte Kondylenposition bei maximaler Okklusion.* Inaugural-Dissertation bei Prof. Dr. Dr. A. Neff, Marburg, 2010

Cross, L.: *Soforthilfe bei Rückenschmerzen. Die Cross-Therapie.* München: Zabert Sandmann, 2007

Dean, T. H.: »Fluorine Intoxication«. In: *Am J Public Health Nations Health* 28, 1938: S. 1008–1009

Dörfer, C. D.: »Parodontitis und Allgemeingesundheit«. In: *ZM* 97 (22), 2007: S. 54–62

Feldhaus, H. W.: *Homöopathie und ganzheitliche Zahnmedizin.* Stuttgart: Sonntag Verlag, 2002

Fritsch, T.; Cavelius, A.: *Der Mund als Ort der Heilung.* München: Irisiana Verlag, 2016

Graf, C.: »Allgemeine und individuelle Ernährungstherapie in der ganzheitlichen Medizin am Beispiel der Parodontitis marginalis«. In: *GZM Praxis und Wissenschaft* 3 (4), 1998

Graf, K.: »Amalgamsanierung – aber richtig!«. In: *GZM Praxis und Wissenschaft* 3, 2000

Graf, K.: »Das Körpermilieu – Basis unserer Gesundheit«. In: *GZM Praxis und Wissenschaft* 3, 2003: S. 16–19

Graf, K.: »Der nervtote Zahn«. In: *Co Med* 1, 2005: S. 12–14

Graf, K.: *Störfeld Zahn.* München: Urban & Fischer Elsevier Verlag, 2010

Hellweg, E.: »Neue Konzepte im Kampf gegen Karies«. In: *ZM* 88 (3), 1998: S. 48–50

Hellwig, E.: »Kariesprophylaxe mit Fluoriden – eine Standortbestimmung«. In: *Hess. Zahnärztemag.* 5, 2003

Janda, R.: »Toxikologie der polymerisierbaren Füllungsmaterialien«. In: *DZF* 10, 2007: S. 37–41

Jennrich, P.: »Die medizinische Bedeutung chronischer Metallbelastungen – ein Überblick«. In: *Umwelt – Medizin – Gesellschaft* 22 (3), 2009: S. 256–259

Köneke, C.: *Craniomandibuläre Dysfunktion*. Berlin: Quintessenz Verlag, 2010

Kraske, E.-M.: *Säure-Basen-Balance*. München: Gräfe und Unzer Verlag, 2013

Müller, K. E.: »Krankheitsinduktion durch Zahnmetalle«. In: *ZfU* 6 (3/4), 1998: S. 166–167

Päßler, K.: *Darstellung, Prüfung und Eigenschaften von edelmetallfreien Dentallegierungen und Titan*. Berlin: Quintessenz Verlag, 1998

Priehn-Küpper, S.: »Neue Konzepte im Kampf gegen Karies«. In: *ZM* 88 (3), 1998: S. 48–50

Reicht, F. X.: »Toxikologie zahnärztlicher Restaurationsmaterialien«. In: *ZM* 93 (7), 2003: S. 834

Runow, K.-D.: *Nervenschutz durch Entgiftung*. Hamburg: Mein Buch Verlag, 2005

Runow, K.-D.: *Wenn Gifte auf die Nerven gehen*. München: Südwest Verlag, 2008

Schreckenbach, D.: *An jedem Zahn hängt auch ein ganzer Mensch*. Homburg: Portal zur Gesundheit, 2013

Siedeck, H.: »Über die zeitlichen Verhältnisse der Reizbeantwortung«. In: *Acta neurovegetativa* 11, 1955: S. 94–102

Strudelt, O.: »Fluoride aus zahnmedizinischer und toxikologischer Sicht«. In: *Zahnärztliche Praxis* 10, 1989: S. 358–365

von Bahr, V.: »Immunologische Grundlagen der Implantatunverträglichkeit unter besonderer Beachtung des Titans«. In: *Umwelt – Medizin – Gesellschaft* 22 (1), 2009: S. 18–22

Ziegelbecker, R.: »Vorsicht Fluor! – Neue Warnung!«. In: *Der Gesundheitsberater*, Oktober 2003: S. 4–6

Stichwortverzeichnis

Y

Z

Über die Autorin

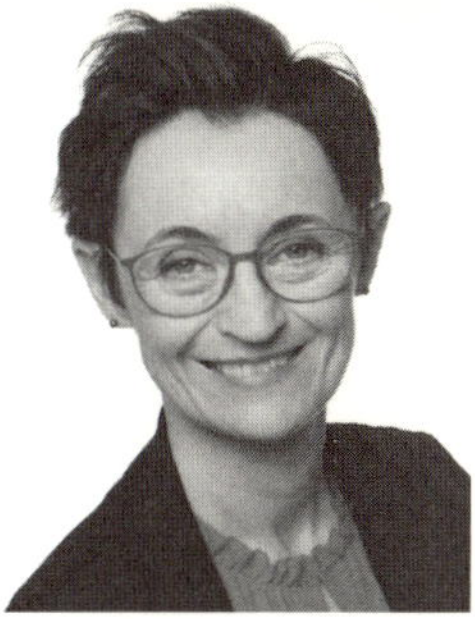

Die Zahnärztin Dr. Annette Jasper ist seit über 20 Jahren in ihrer eigenen Praxis für ganzheitliche metallfreie Zahnheilkunde in München tätig. Ihre Spezialgebiete sind die Implantologie und die Behandlung der Craniomandibulären Dysfunktion (CMD). Dabei arbeitet sie eng mit Physiotherapeuten, Osteopathen und Orthopäden zusammen. Sie beschäftigt sich intensiv mit der Auswirkung von Zahnerkrankungen auf den gesamten Organismus. Zu ihren Patienten gehören auch viele Spitzensportler.

Danksagung

So ein Buch entsteht nicht von heute auf morgen. Ich danke allen, die mir dabei geholfen haben! Als Erstes natürlich meinen Patienten, die mir täglich ihr Vertrauen schenken und von denen ich lernen darf. Dieses Buch hätte nie entstehen können ohne den riva Verlag, Pascale Breitenstein und die Lektorinnen Katharina May und Melanie Schölzke. Danke für jegliche Unterstützung, die ich erhalten habe. Nicht zuletzt möchte ich mich bei meiner wundervollen Familie bedanken, die mich bei allem unterstützt.